Rosmarie Welter-Enderlin

Deine Liebe ist nicht meine Liebe

HERDER spektrum

Band 4836

Das Buch

Der systemische Ansatz bestimmt seit einigen Jahren verstärkt die Therapiearbeit und Beratung. Was verbirgt sich hinter diesem Ansatz? In diesem Arbeitsbuch führt eine der Pionierinnen des systemischen Konzepts in die neue Denk- und Arbeitsweise ein und zeigt, in welcher Weise es in die praktische Arbeit mit Paaren und Familien Eingang finden kann und muß. Die Autorin zeigt, daß Krisen in der Partnerschaft auch Chancen sein können. Es geht um Veränderungen und Wandlungen von Beziehungen, um alte Probleme und neue Stabilität. An vielen Beispielen erläutert die Autorin, worauf es in kritischen Situationen ankommt. Zahlreiche Beispiele, die fachkundig kommentiert und analysiert werden, helfen auch dem Laienleser, diese Erkenntnisse auf sich selbst anzuwenden.

Die Autorin

Rosmarie Welter-Enderlin, geboren in Uster/Kanton Zürich, Studium der Psychologie an der University of Michigan, Ann Arbor (USA), Master of Social Sciences/Social Work; Paar- und Familientherapeutin in eigener Praxis; Gründerin und Leiterin des Ausbildungsinstitutes für Systemische Therapie und Beratung in Meilen/Zürich; Lehrbeauftragte für Psychologie an der Universität Zürich. Bei Herder: *„Wie aus Familiengeschichten Zukunft entsteht"*.

Rosmarie Welter-Enderlin

Deine Liebe ist nicht meine Liebe

Partnerprobleme und Lösungsmodelle
aus systemischer Sicht

Herder

Freiburg · Basel · Wien

Gedruckt auf umweltfreundlichem,
chlorfrei gebleichtem Papier

Alle Rechte vorbehalten – Printed in Germany
© Verlag Herder Freiburg im Breisgau 1996
Neuausgabe als Taschenbuch Verlag Herder 2000
Herstellung: Freiburger Graphische Betriebe 2000
Umschlaggestaltung und Konzeption:
R·M·E München / Roland Eschlbeck, Liana Tuchel
Umschlagmotiv: © Tony Stone
ISBN 3-451-04836-1

Inhalt

Einführung

In den vorliegenden zehn Kapiteln zu Paaren in kritischen Lebens-
übergängen und ihrer therapeutischen Begleitung spiegeln sich 30
Jahre Praxis, Forschung und Lehre der systemischen Paar-, Familien-
und Organisationsberatung. Es spiegeln sich darin auch 60 Lebens-
jahre und mehr als 30 Ehejahre – allerdings nicht mit dem gleichen
Mann und auch nicht mit der gleichen Frau, denn wir beide haben
uns in dieser langen Zeit sehr verändert, innen und außen.

Zu unserem kürzlichen gemeinsamen Geburtstagsfest hat uns
eine Freundin mit Zitaten von Anne Morrow Lindbergh aus „Mu-
scheln in meiner Hand" gratuliert. Lindbergh beschreibt ihre eigene
Erfahrung in einer langen Partnerschaft und sieht für deren Gelingen
die „Begegnung zweier in sich vollendeter, reifer Menschen als Persönlichkeiten" vor, nicht eine begrenzte, ausschließliche Zweisam-
keit. Mit dieser Vorstellung knüpft die Autorin an Rainer Maria
Rilke an, der bereits anfangs dieses Jahrhunderts die künftige Entwicklung von Liebesbeziehungen prophetisch so beschrieben hat:

*„Ein Miteinander zweier Menschen ist eine Unmöglichkeit,
und, wo es doch vorhanden scheint, eine Beschränkung, eine geistige Übereinkunft, welche einen Teil oder beide Teile ihrer voll-
sten Freiheit und Entwicklung beraubt. Aber das Bewußtsein vor-
ausgesetzt, daß auch zwischen den nächsten Menschen unendliche
Fernen bestehen bleiben, kann ihnen ein wundervolles Nebenein-
anderwohnen erwachsen, wenn es ihnen gelingt, die Weite zwischen sich zu lieben, die ihnen die Möglichkeit gibt, einander immer in ganzer Gestalt und vor einem großen Himmel zu sehen!"*

Rilke sah eine grundlegende Änderung in der Beziehung zwischen Mann und Frau voraus. Er hoffte, schreibt Lindbergh dazu,
daß ihre Beziehung in Zukunft nicht mehr dem traditionellen Muster von Unterordnung und Beherrschung oder von Besitz und
Kampf um Gleichberechtigung folgen würde. Daß diese neue Vision
die allermeisten Paare leitet, welche in Krisen eine Paarberatung su-

chen, weiß ich aus meiner Praxis. Diese Erfahrung ist es, die mir immer wieder Energie gibt, Frauen und Männer – auch in gleichgeschlechtlichen Beziehungen – darin zu unterstützen, ihre Vision im Maßstab 1:1 auf den ganz gewöhnlichen Alltag zu übersetzen. Vielleicht werden sie die ersehnte Vision nie erreichen, aber Schritte auf dem Weg dazu können sie tun; vor diesem großen Himmel, der ihnen erlaubt, einander immer mehr in ganzer Gestalt zu sehen.

Paare sind keine Inseln, davon handelt dieses Buch ganz besonders, sondern verbunden mit vielen größeren Netzen: mit ihren Herkunftsfamilien, der Arbeitswelt, dem Gemeinwesen und mit ihrer je eigenen Kultur als Frau und als Mann. Daß sich sowohl in den realen Welten als auch in den Köpfen und Sinnstrukturen von Frauen und Männern in diesem Jahrhundert weniger geändert hat, als Lindbergh und Rilke sich erhofften, gehört ebenfalls zu meiner täglichen Erfahrung. Ich bin darob nicht resigniert, sondern freue mich, Menschen Handlungsfreiräume finden zu helfen, die ihre angeborene Fähigkeit fördern, sich etwas Eigenes aus dem zu machen, was die Dinge aus ihnen gemacht haben.

Daß *seine Liebe nicht ihre Liebe* sei, bedeutet nicht, daß die eine Liebe besser oder echter sei als die andere. Es bedeutet lediglich, wie die Soziologin Jessie Bernard (1973) in ihrer Untersuchung zu „seiner" und „ihrer" Ehe schrieb, daß eine verbindliche Paarbeziehung für Frauen und Männer Unterschiedliches bedeutet. *Seine* Ehe, meinte Bernard, sei für ihn – statistisch gesehen – körperlich, seelisch und gesellschaftlich ein Vorteil, obschon gleichzeitig die Angst, durch eheliche Verbindlichkeit in eine Falle zu tappen, tief verankert sei in vielen (wenn auch nicht allen) männlichen Psychen. *Ihre* Ehe, schrieb Bernard, bedeute für viele (wiederum nicht alle) Frauen den eigentlichen Lebenssinn – besonders im Zusammenhang mit Mutterschaft. Statistisch gesehen sei jedoch eine verbindliche Beziehung ohne Kinder für die meisten Frauen glücklicher als eine eheliche Bindung mit Kindern. Denn diese Lebensform mache viele Frauen krank.

Auch wenn ich in diesem Buch von Kapitel zu Kapitel dafür plädieren werde, daß die Lebens- und Sinnwelten von Frau und Mann *unterschiedlich* sind, erlebe ich doch seit den siebziger Jahren, als Jessie Bernard über ihre Forschungsergebnisse schrieb, einen erfreulichen Wandel des Bewußtseins von Frauen und – zögerlicher – von Männern. Beide Geschlechter erkennen, daß ihre *Ähnlichkeit* und ihre Ganzheit durch die Entwicklung zur Gleichberechtigung in einer Weise unterstützt wird, die sie nicht mehr missen möchten. Ein jüngerer Mann zum Beispiel, ein Kadermitglied einer großen Unternehmung, sagte mir dieser Tage, er arbeite jetzt in Teilzeit und sei glücklich darüber – aber von sich aus hätte er nie an so etwas gedacht. Erst als seine Frau ihn kräftig herausforderte und schließlich vor ein Entweder/Oder stellte, habe er sich den nötigen Stoß gegeben. Seine Hoffnung seien darum solche starken, fordernden Frauen. Denn seiner Erfahrung nach würden die meisten Männer von sich aus kaum Anlaß für Veränderungen im Verhältnis der Geschlechter sehen. Die Angst vieler Männer vor dem Verlust ihrer traditionellen Privilegien sei noch immer viel zu groß – und was sie durch ein neues Verhältnis im Tanz der Geschlechter für sich persönlich gewinnen könnten, hätten bisher die wenigsten gemerkt.

Diese männliche Angst vor selbstbewußten Frauen kenne ich – zwar nicht aus der eigenen Beziehung, deren Nähe von dieser wunderbaren Ferne zweier Welten lebt, aber um so besser aus meiner Arbeit in Institutionen. Die letzten zehn Jahre, in denen ich die vorliegenden Kapitel als individuelle Arbeiten publizierte, waren wohl deshalb die produktivsten meines Lebens, weil ich mich inzwischen selbständig gemacht hatte und seitdem mit einem Team zusammenarbeite, das meine Lust an Einfluß und Kompetenz mehr liebt als meine Ohnmacht. Meinem Lebensgefährten, meinen Freundinnen und Freunden am „Meilener Institut und darüber hinaus" sowie unseren erwachsenen Kindern verdanke ich Ermutigung und emotionale Sicherheit während dieser zehn Jahre Höhenflug. Mein besonderer Dank gilt Peter Raab vom Verlag Herder, der mir mit diesem Buchprojekt die Möglichkeit eines vorübergehenden „Landeplatzes" ermöglichte, auf dem ich innehalten und meine Vergänglichkeit umarmen konnte.

Zum Schluß möchte ich den Leserinnen und Lesern dieses Bandes ein paar Hinweise geben. Da die vorliegenden zehn Kapitel in einem längeren Zeitraum und für unterschiedliche Anlässe geschrieben wurden, werden Sie dreierlei erfahren:

1) eine kontinuierliche Entwicklung zu einem Modell von Paarberatung/Paartherapie, das sich auf eine *Mehrperspektivität* in der Beschreibung des jeweiligen „Paartanzes" bezieht, wie sie schon im Buchtitel deutlich wird: Seine Liebe ist nicht ihre Liebe, ihre Welt ist nicht die seine.

2) Informationen zu speziellen Themen im Lebenszyklus von Paaren und zum therapeutischen Umgang mit deren Ressourcen und Konflikten in Krisen, wie sie sich aus meiner täglichen Praxis herausschälen lassen, und wie sie mir von Peter Raab, der selber auch Paartherapeut ist, mit Sachverstand und im Gedanken an Sie, liebe Leserinnen und Leser, vorgeschlagen wurden.

3) Ein theoretisches Modell, das sich einerseits auf eine zeitlich-vertikale Perspektive bezieht, die in individuellen und gemeinsamen „Geschichten" und Lebensthemen aus den jeweiligen Biographien verankert ist, ganz besonders in ihren und seinen Motiven der Partnerwahl. Diese zeitliche Dimension trifft anderseits auf eine horizontal-räumliche, welche Nähe und Distanz, Oben und Unten zwischen zwei Menschen beschreibt – eine Dimension, die am ehesten verstehbar wird, wenn sie in das Zusammenspiel eines Paares mit seinem sozialen Umfeld eingebettet ist. Das theoretische Raster, welches den einzelnen Kapiteln zugrundeliegt, wird im ersten Kapitel vorgestellt und unterlegt die weiteren neun. Ich hoffe, liebe Leserin und lieber Leser, daß meine Überarbeitung der vorliegenden Kapitel diese „schlank" genug macht, daß Ihnen da und dort ein Zusammenhang aufgeht, der Ihre geistigen Landkarten und Ihre Praxis bereichert.

Meilen/Zürich, Sommer 1996

Kapitel 1

Systemische Paartherapie
Verstehen und Handeln in der Begegnung

Mit diesem Buch, das ich als Entwurf zu den Grundlagen systemisch-konstruktivistischer Paartherapie verstehe, werde ich wirksame Zugänge zu Paaren in Krisen und zum Krisenbegriff vorstellen. Gleichzeitig will ich die Frage beantworten, wie das Einmalige einer Paarbeziehung mit dem Allgemeinen von gesellschaftlichen Prozessen verbunden werden kann. Praxisbezogen werde ich ein mögliches Handlungsmodell skizzieren, das davon ausgeht, daß die affektive Begegnung zwischen Paar und Therapeut/in im Rahmen einer gemeinsamen therapeutischen Vereinbarung Grundlage für Verstehen *und* Handeln ist.

Entwicklungen von Paarberatung und Paartherapie

Zunächst ein paar Überlegungen zur Entwicklung systemischer Paartherapie, einer Praxis auf der Suche nach einer Theorie. Wer die Standardwerke zur systemischen Therapie und Beratung im englisch- und deutschsprachigen Raum liest, stellt überrascht fest, daß zwar Familien und auch größere Systeme wie Organisationen unter vielfältigen Aspekten beschrieben werden, zu Paaren und Paartherapie jedoch kaum Theorien und Therapiemodelle vorliegen. Womit könnte das zu tun haben? Es gibt viele Vermutungen zu dieser Frage. Zum ersten hat „Eheberatung" eine lange *kirchliche Tradition,* von der sich die Gründerfiguren der systemischen Therapie und Beratung deutlich abgrenzten. Ich brauche die beiden Begriffe hier bewußt austauschbar, um den alten Dualismus von „Therapie = tief, Beratung = oberflächlich" zu überwinden. Zum zweiten war die Tradition, welche im deutschsprachigen Europa seit Anfang dieses Jahrhunderts auf das Thema Ehe fokussierte, die der *„sexual- und erbhygienischen"* Forschung und Beratung. Von dieser Bewegung, welche im zweiten Weltkrieg zum Teil eugenischen Zwecken

11

diente, grenzten sich verständlicherweise die Vertreter/innen von Paarberatung aller Schulen energisch ab. Dabei blieben aber interessante theoretische und praktische Konzepte, vor allem im Zusammenhang mit Gestaltpsychologie (Kurt Lewin und andere), weitgehend auf der Strecke.

Während der Zeit meiner familientherapeutischen Ausbildung in den frühen Siebzigerjahren in den USA wurden Paare vorwiegend in ihrer Rolle als *Eltern* definiert. Die Tendenz in der Familientherapie war damals, Paare als „Subsysteme von Familien", manchmal auch als notwendiges Übel oder als eigentliche Ursache kindlicher Störungen zu definieren. Das hat seine Gründe. Die Pioniere der Familientherapie arbeiteten vor allem in der Kinder- und Jugendpsychiatrie sowie der Psychotherapie junger Erwachsener. Ihr Interesse galt besonders den nicht gelungenen Ablöseprozessen zwischen den Generationen. Die entsprechenden Eltern- bzw. Mütterbeschuldigungen gehörten natürlich auch zum Zeitgeist des gesellschaftlichen Individualisierungsschubes am Ende der, bezüglich Ehe und Familie extrem normativen, Fünfzigerjahre. Ein Interesse an verbindlichen Paarbeziehungen oder gar an Ehe als Institution wäre bereits wenige Jahre später, zur Zeit des 68er Aufbruchs, antizyklisch gewesen. Aufmerksamkeit fand nun eher die Beschreibung offener Zweierbeziehungen mit dem Fokus auf Selbstverwirklichung der Partner. Interessante theoretische Konzepte zum Thema Paar und Paartherapie gab es in der Erweiterung von individuumzentrierten psychoanalytischen Modellen auf dyadische Beziehungsphänomene. Ich denke besonders an die Theorie der Objektbeziehungen, wie sie in bezug auf Paare und Paarkonflikte von Dicks (1967) und anderen, z.B. Willi (1975) ausformuliert wurde. Leider behielten diese Autoren eine individuums-bezogene Sprache zur Beschreibung interaktioneller Phänomene bei, was in der Praxis nicht selten zu Verwirrungen führte.

Die Vertreter der Familientherapie betonten in ihren Anfängen das *Hier* und *Jetzt* menschlicher Beziehungen, das heißt Verhaltensmuster, die der Beobachtung von außen zugänglich sind. Die Erkenntnis, daß das, was *zwischen* Menschen geschieht und wie sie sich regelhaft verhalten, Paarbeziehungen prägt, war ihnen wichtiger als ein Verständnis ihrer inneren Welten und der Motive bzw. der Sinnstrukturen, welche ihr Verhalten steuern. Damit im Zusammenhang steht wohl, daß die sogenannte kognitive Wende

(Kelly 1986) der akademischen Psychologie in der Mitte dieses Jahrhunderts von den familientherapeutischen Pionieren fast gänzlich ignoriert wurde. Das Interesse für die Art und Weise, wie Menschen Sinn erzeugen aus dem, was ihnen geschieht, und wie ihre Sinnstrukturen ihr Verhalten beeinflussen, wurde erst in den 80er Jahren durch die radikal-konstruktivistische Wende bzw. die Kybernetik 2. Ordnung in die systemische Therapie eingeführt. Die entsprechende Debatte stellte die „objektive" Position ursprünglicher familientherapeutischer Modelle in Frage, wonach Paare oder Familie als Entitäten beschreibbar seien, analog zu Zellen eines Organismus oder Teilen einer Maschine, die entweder gesund oder krank, funktional oder dysfunktional seien. Das entsprechende Menschenbild verführte nämlich dazu, Individuen, Familien oder Paare nach den Vorstellungen ihrer Therapeuten zum „Funktionieren" zu bringen, wobei diese ihre professionelle Position als jene von außenstehenden, neutralen Beobachtern oder Verhaltensingenieuren definierten. Die (reichlich späte) kognitiv-konstruktivistische Wende der Familientherapie führte zu einer erweiterten systemischen Perspektive (Reiter, Brunner, und Reiter-Theil, 1988), welche nicht nur Familien, sondern auch Individuen, Organisationen und Institutitonen von ihren Geschichten und Grundorientierungen (ihrem „dominanten Diskurs") sowie von ihren Verhaltensmustern und Ritualen her verstehbar machte. Therapeutinnen und Therapeuten sowie Organisationsberater/innen erkannten, daß die Beschreibung und Bewertung von Problemen wie auch von Ressourcen immer von Menschen gemacht wird, und daß Professionelle Teil dieses Prozesses sind. Eine grundlegende Beschreibung dieser theoretischen Entwicklung findet sich in von Schlippe und Schweitzer (1996).

In der Paarberatung wurden aufgrund der „Kybernetik 2. Ordnung" die Motive bzw. Lebensthemen, welche in den *Geschichten* enthalten sind, die Partner über sich und andere erzählen, zu einem wichtigen therapeutischen Fokus. In Abgrenzung zur Psychoanalyse hatte die Doktrin der strukturellen Familientherapie oder „Kybernetik 1. Ordnung" gelautet: Wenn Du Inhalte hörst, fokussiere auf beobachtbare Prozesse. Diese Polarisierung von Inhalt versus Prozeß war wohl einer der typischen konstruierten Gegensätze der Gründerzeit systemischer Therapietheorien. Durch die Wende hin zur Frage, wie Inhalte (persönliche und gemeinsame Konstrukte)

Verhaltensmuster steuern, aber auch angeregt durch den rapiden gesellschaftlichen Wandel, der sich in einer wachsenden Zahl von Scheidungen zeigte, erhielt das Interesse für Paartherapie neuen Aufschwung – ein Interesse, das als „Praxis auf der Suche nach einer Theorie" bezeichnet werden kann.

Das alles bedeutet jedoch nicht, daß es vorher keine kognitive Tradition der Paarberatung gegeben hat. Eine eindrückliche Verbindung von Theorien kognitiver Verhaltensmodifikation mit sozialem Konstruktionismus (d.h. der Idee, daß unsere Vorstellungen in der Welt verankert und nicht beliebig sind) hat zum Beispiel mein ehemaliger Lehrer Richard Stuart schon 1980 präsentiert. Leider wurde sein Werk in Europa kaum bekannt. Ich denke, das hat damit zu tun, daß anfangs der 80er Jahre durch die Aufnahme radikal-konstruktivistischer Ideen aus der Neurobiologie (Maturana, Varela et al.) das Pendel bereits einseitig in die Richtung von Inhalt *versus* Verhalten ausgeschlagen hatte, was – zumindest in den deutschsprachigen Zeitschriften – eine nicht endenwollende erkenntnisphilosophische Diskussion provozierte.

Meine eigene theoretische Position ist ein sowohl als auch: Ich gehe davon aus, daß Konstrukte (Geschichten) Verhaltensmuster von Paaren steuern und daß regelgesteuerte Verhaltensmuster auf ihre Konstrukte und Gefühle zurückwirken. So selbstverständlich es für mich ist, meine eigene Position als Therapeutin und als Frau in meiner Begegnung mit Klientenpaaren zu reflektieren (siehe dazu Welter-Enderlin und Hildenbrand, 1996), so langweilig finde ich die erwähnte erkenntnistheoretische Diskussion, wenn sie als „l'art pour l'art" im luftleeren Raum schwebt und nicht auf lebendige Menschen in realen Welten bezogen ist.

Erkennen – intimare – als affektive triadische Begegnung

Weder in den früheren familientherapeutischen noch in den späteren konstruktivistisch-systemischen Therapiemodellen existieren hingegen Konzepte von *Intimität*, wie sie zum Verständnis der Beziehung zwischen Liebespartnern, aber auch zwischen Paaren und Beratenden, meines Erachtens unumgänglich sind. Warum unumgänglich? Ich meine, daß wir das, was ein Paar im Innersten bewegt –

also die „Melodien", zu denen eine Frau und ein Mann ihren leidbringenden „Tanz" tanzen – nur verstehen können, wenn wir uns persönlich auf ihre Geschichten wie auch auf ihre individuellen Lebensentwürfe und die entsprechenden Gefühle einlassen, und zwar mit dem Angebot eines affektiven Bündnisses mit beiden. Es gibt Hinweise aus der triadischen Bindungsforschung (Fivaz 1991 und 1994), daß der Prozeß in einer Dyade zusammen mit einem sie beeinflussenden Dritten – also zum Beispiel ein Paar mit einer Therapeutin oder einem Therapeuten – dann am leichtesten in eine neue Phase der Entwicklung eintritt, wenn vorher eine intensive triadische Begegnung auf der affektiven Ebene gelingt. Eine solche Begegnung kann sich durch Blickkontakte unter allen drei Beteiligten, gemeinsamem Lächeln, Lachen oder Trauern wie überhaupt durch die Übereinstimmung der nicht-verbalen Gefühlsschwingungen manifestieren. Daß solche affektive Synchronizität in der Triade am besten von der Therapeutin oder dem Therapeuten initiiert und dann von beiden Partnern (positiv) beantwortet wird, haben viele PraktikerInnen intuitiv schon immer „gewußt". Allerdings hat die Entwicklung systemischer Therapietheorien im letzten Jahrzehnt mit ihrem Schwergewicht auf sprachlicher Akrobatik wenig Raum gelassen für die affektive Dynamik des therapeutischen Prozesses, für das Sehen von Angesicht zu Angesicht anstelle des bloßen Redens. „Durch das Sehen bestimmen wir unseren Platz in der Umwelt, die sich mit Worten wohl beschreiben, nicht aber in ihrer räumlichen Existenz und Vielfalt erfassen läßt", schreibt der Dichter John Berger.

Nach meiner Erfahrung lassen sich die üblichen konflikthaften Interaktionssequenzen von Paaren am ehesten unterbrechen, wenn die Therapeutin oder der Therapeut suchend-verstehende Blickkontakte mit beiden Partnern austauscht, zum Beispiel in Verbindung mit der Frage: „Könnte es sein, daß Ihnen dieses wechselseitige Spiel von Opfer und Täter so sehr auf die Nerven geht wie mir beim Zuschauen?" In einer von starken Emotionen wie Enttäuschung, Wut oder Angst geprägten Paarbeziehung können sich nach meiner Erfahrung plötzliche Sprünge zu innovativem Erkennen und Handeln vollziehen, wenn in der therapeutischen Triade Momente affektiver Bezogenheit erzeugt werden. Sie bilden den Grund, auf dem das Wechselspiel von Bindung und Differenzierung als Figur am ehesten gelingt, weil es den in jedem Menschen angelegten Möglichkeiten zu Bezogenheit auf sich selber *und* auf andere entspricht. Bereits Neugeborene haben ja, wie die Forschung zeigt (Largo 1993), die Fähigkeit, durch Blickkontakt Beziehungsangebote aufzunehmen, zu stimulieren oder aber abzubrechen, zum Beispiel wenn sie müde sind. Ich bin der Meinung, daß wir uns als Therapeuten einige kognitive Akrobatik des „Linguierens" (wie der modische Ausdruck für Versprachlichung heißt) ersparen könnten, wenn wir uns wieder vermehrt den nichtsprachlichen Wurzeln von Bindung und Differenzierung zuwenden würden.

Die Melodien des Paartanzes mit eigenen Ohren hören

Eine *Perspektive von innen,* das heißt das Interesse für die individuellen, biographie- und geschlechtsabhängigen sowie die gemeinsamen Geschichte(n) eines Paares wird bei meinem Therapiemodell mit einer *Perspektive von außen* verbunden. Letztere bezieht sich auf die Frage, wie diese einmalige Frau und dieser einmalige Mann im Rahmen des allgemeinen gesellschaftlichen Wandels ihre Vorstellungen in alltägliches Handeln übersetzen und sich damit wechselseitig beeinflussen. Dabei zeigen zahlreiche Studien, u. a. auch meine eigene (Welter-Enderlin 1992), wie sehr bei den meisten Paaren unter den neuen Visionen von Gleichwertigkeit der Geschlechter noch die hergebrachten Normen einer „Gender-Hierarchie" stecken. Zwar sind diese Hierarchien den Partnern häufig verborgen, und ihre asymmetrischen Beziehungsverhältnisse werden dadurch aufrechterhalten, daß der materiell abhängige Partner – häufiger die Frau – sich dem materiell unabhängigeren anpaßt und dadurch der Anlaß zum Verhandeln neuer Möglichkeiten erst auf dem Höhepunkt einer Krise entsteht.

Die eheliche Zufriedenheit ist, wie meine Studie belegt, wohl aufgrund dieser Asymmetrie bei den meisten Männern höher als bei ihren Frauen. Zu ähnlichen Ergebnissen kam Bernard (1972) in einer viel größeren Studie, in der sie „seine" und „ihre" Ehe beschrieb. Vor allem nach der Geburt eines oder mehrerer Kinder zerfallen Frauen- und Männerwelt in ein Innen und Außen, wobei typischerweise die Frau zuständig ist für die schlecht belohnte Familienarbeit und der Mann für die statushöhere Erwerbsarbeit, selbst wenn die Frau teilzeitlich berufstätig bleibt. Zu welchen „Melodien" und auf welche Art Frau und Mann ihren täglichen „Tanz" zwischen den Polen von

Bindung und Autonomie, Anpassung und Dominanz, Macht und Ohnmacht tanzen, ist also nicht nur abhängig von ihrer persönlichen Geschichte, sondern von ihrer geschlechtlichen Sozialisation und der gesellschaftlich erwarteten Rollenverteilung. Hare-Mustin (1994) bezieht sich in der Beschreibung der allgemeinen Bedingungen der Frau-Mann Beziehung auf den dominanten gesellschaftlichen Diskurs als Bestandteil der herrschenden Ideologie. Ich verstehe Menschen daher nie bloß als Informationsträger: „Meine Wirklichkeit beschreibe ich so und so ...", sondern immer auch als Träger bestimmter Rollen und damit verbundener Einflußmöglichkeiten (oder deren Fehlen). Die Frage nach ihren persönlichen Konstrukten muß meines Erachtens darum ergänzt werden mit der Frage, wessen Konstrukte welche Wirklichkeiten bestimmen – ihre oder seine.

Ich bin der Meinung, daß die Hypothesenbildungen und Interventionen aus relativer Distanz, wie sie sich bei der Beratung von größeren Systemen (Familien/Organisationen) zu bewähren scheinen, im Dschungel der Emotionen und der komplexen Verhältnisse zwischen Frau und Mann sowie im Dreieck von Paar und Therapeut/in zu kurz greifen. Intimität (lat. intimare heißt erkennen und erkannt werden) läßt sich nach meiner Erfahrung nur herstellen, wenn die notwendige Außenperspektive des Beobachters oder der Beobachterin durch die erwähnte *affektive Begegnung* mit einem Paar in Therapie ergänzt wird. Ein solches Sicheinlassen der Therapeutin/des Therapeuten modifiziert das systemische Konzept der Neutralität auf der Handlungsebene, auch wenn es auf der philosophischen Ebene seine Gültigkeit behält. Anteilnehmendes Interesse an dem, was zwei Menschen im Innersten bewegt sowie die Fähigkeit, mich als Therapeut/in in „ihre" und „seine" Schuhe zu stellen, ist meines Erachtens die Voraussetzung für eine solche Begegnung. Diese wird dann möglich, wenn der Berater oder die Beraterin mit dem systemischen Konzept der *Rückbezüglichkeit* ernst macht, das heißt sowohl in bezug auf seine oder ihre Wahrnehmung des Paartanzes als auch der Motive dafür stets den eigenen Standpunkt und die eigene Geschichte mitreflektiert. Es sind besonders die Frauen im Feld der systemischen Therapie, welche wichtige Konzepte zu diesem Thema von Rückbezüglichkeit bzw. Subjektivität therapeutischen Erkennens beitragen (Rücker-Embden-Jonasch et al. 1992). Bevor wir also fragen, welche Glaubenssysteme oder Sinnstrukturen einen bestimmten Paartanz steuern, müssen wir unsere eigenen Glaubenssysteme kennen und unsere eigenen Melodien hören – meines Erachtens ein wichtiges Element jeder systemischen Therapieausbildung.

Im Dialog mit einer Frau und einem Mann, die als Paar in Therapie kommen, dient die beschriebene Art der Begegnung der *Erschließung des Verstehens* ihrer inneren und ihrer äußeren Welten, welches in meiner Sicht therapeutischen Techniken übergeordnet ist. Ein fließender Wechsel zwischen vielfältigen Perspektiven auf Frau und Mann als Individuen wie auch auf das Paar als Ganzheit setzt nach meiner Erfahrung einen reichen Rucksack von allgemeinem psychologischen und soziologischen Wissen sowie gute intuitive Fähigkeiten voraus. Die bifokale Gestalt von Figur und Grund erklärt treffend, was ich damit meine. Einmal stehen das Paar, einmal die Frau oder der Mann in ihrer Einmaligkeit im Vordergrund, dann wieder ihre Vernetzung mit Zeit (Geschichte/n) und Raum (gesellschaftliche Strukturen).

„Systemische Therapie" bedeutet in meiner Vorstellung also weit mehr als eine bestimmte Art von technischen Vorgehensweisen wie zum Beispiel lösungsorientierte oder zirkuläre Fragen. Ich verstehe darunter eine besondere Art des Verstehens und der Beschreibung intimer menschlicher Beziehungen unter den Aspekten von Ressourcen, Enttäuschungen wie auch von Veränderungswünschen aller am Prozeß Beteiligten. Trotz ihrer philosophischen Attraktivität scheinen mir darum Konzepte wie Zirkularität – das Tun des einen ist das Tun des anderen – oder therapeutische Neutralität fragwürdig, wenn sie mit der Fiktion der „Gleichheit aller Elemente eines Systems" (Welter-Enderlin 1992) verbunden werden. Die Annahme struktureller Gleichheit von Frau und Mann wird problematisch, sobald man den romantischen Mythos vom Paar als selbstgenügsame Insel hinter sich läßt und erkennt, daß die ungleichen sozialen Verhältnisse von Schicht, Ethnien und Geschlecht sich bis in die Intimität eines Paares auswirken. Der Begriff der „Zirkularität" als Konstrukt zur Erfassung der Interaktionsmuster von Paaren macht meines Erachtens dann Sinn, wenn zu der Frage, wie und nach welchen Spielregeln die beiden miteinander umgehen, die Frage kommt, wer über die Machtquellen verfügt, wichtige Entscheidungen zu bestimmen. Ewald Johannes Brunner (1994, persönliche Mitteilung) meint dazu: „Ich denke, das Konstrukt ‚Zirkularität' hilft, bestimmte Taktfolgen in dem Paartanz zu verstehen, taugt aber nicht dazu, den Tanz umfassend zu verstehen."

Handwerkszeug

Unser Handwerkszeug, unsere therapeutischen Techniken, sollten meines Erachtens aus vielen „Schulen" stammen. Wichtigstes Kriterium ist ihre Nützlichkeit zur Erschließung einer einmaligen Paarsituation im Rahmen der allgemeinen Verhältnisse sowie zum Anstoß ihrer möglichen Neubeschreibung als Basis für erweiterte Handlungsmöglichkeiten. Dabei zähle ich unterschiedliche weibliche und männliche sowie schichtabhängige Sprachformen eines Paares ebenso zum Handeln wie seinen konkreten Umgang mit Ressourcen und Stressoren. Durch sorgfältiges Entziffern von verbalen und nicht-verbalen Reaktionen von Frau und Mann kann das jeweilige Passen von therapeutischen Neubeschreibungen und Handlungsvorschlägen überprüft und fein eingestellt werden. Vielfältige Frageformen, die an der Sprache des Paares orientiert sind, und besonders das Angebot von Bildern und Metaphern zur Erfassung und Beschreibung komplexer Prozesse, sind dafür nützlich. Wer als Berater/in jedoch nur über einen Hammer (das heißt zum Beispiel einige vorgestanzte Fragetechniken) verfügt, konstruiert damit leicht die Paarwelt als Nagel. Ich werde auf das Thema therapeutische Vorgehensweisen zurückkommen, nachdem ich wirksame theoretische Zugänge zu Paaren in Krisen zusammengefaßt habe.

Fallverständnis in der Begegnung

Dem „Meilener Konzept" systemischen Denkens und Handelns, das durch unsere Arbeitsgemeinschaft entwickelt wurde (Welter-Enderlin/Hildenbrand 1996), liegt ein „Menschenbild" zugrunde, welches auf Dauer angelegte Paarbeziehungen unter dem Aspekt ihrer gemeinsamen Konstruktion von Wirklichkeit versteht, die verankert ist in ihren konkreten Austauschprozessen von Informationen und von Ressourcen. Mit den Kategorien einer an Kybernetik orientierten Systemtheorie, welche menschliche Sinnstrukturen ignoriert, lassen sich die Wirklichkeitskonstrukte und die entsprechenden Verhaltensmuster zwischen zwei Individuen nur unzureichend erklären. Wenn wir von Individuen reden, meinen wir übrigens damit nicht abgeschlossene Ganzheiten, die etwa durch Persönlichkeitstests hinreichend analysiert würden. Ein Mensch verfügt gemäß dem systemisch-konstruktionistischen Metamodell über so viele „Persönlichkeiten", wie er sich Geschichten über sich selber erzählt oder von anderen hört. Dabei haben wir alle unsere bevorzugten Geschichten, aus denen entweder Möglichkeiten für Wandel sprießen oder die den Blick auf solche verstellen. Auch die sogenannte Identität einer Frau, eines Mannes oder eines Paares verstehen wir als flüssige Gestalten, abhängig vom jeweiligen sozialen Kontext, der je nachdem bestimmte Facetten aufleuchten läßt oder aber verdunkelt. Wir gehen überdies davon aus, daß die Konstrukte oder Geschichten von einzelnen, Paaren und Familien *nicht beliebig* sind, sondern verankert in den jeweiligen sozialen Strukturen sowie in geschlechts-, schicht- und generationen-abhängigen Normen. Den typisch unterschiedlichen Erlebensweisen von Frau und Mann entspricht also etwas in ihren Welten – und sie wirken umgekehrt zurück auf diese. Ein hermeneutischer Zugang zu Paaren in Krisen führt unseres Erachtens wesentlich über die mechanistischen Modelle der Systemtheorie hinaus, ob diese nun als Kybernetik 1) oder Kybernetik 2) bezeichnet werden.

Es scheint sinnvoll, Paarkrisen unter folgenden Aspekten zu verstehen:

1. Als Ausdruck des rapiden sozialen Wandels der letzten Jahrzehnte mit den entsprechenden Übergangskrisen im Widerspruch zwischen Tradition und Individualismus. Dabei gibt es relativ typische Phasenübergänge in der Entwicklung jedes Paares, welche mit Streß verbunden sind. Ich habe diese Übergänge 1992 (op. cit.) in Einzelheiten beschrieben.

2. Als Ausdruck individueller Disposition und schicht- und geschlechtsabhängiger Sozialisation sowie der Leitmotive (Themen) aus den individuellen Biographen, welche den Balanceakt zwischen Wir und Ich, Wurzeln und Flügeln prägen. Paarkrisen fordern dazu auf, daß Frau und Mann Abschied nehmen von überholten individuellen und gemeinsamen Leitmotiven und sie durch solche ersetzen, die ihrer neuen Lage entsprechen. Ich nenne das die „Chance einer zweiten Ablösung".

3. Als Vorboten anstehender Entwicklungen zu zwei bezogenen und gleichzeitig eigenständigen Ich, was meistens eine Revision der ursprünglichen Motive der Partnerwahl bedingt, ohne diese jedoch abzuwerten. Das Erkennen individueller Lebensthemen und gemeinsamer Paarmythen dient vielmehr als wichtige Ressource und als Vision, wie das Leben noch werden könnte.

Was wir im Meilener Konzept als „Fallverständnis in der Begegnung" bezeichnen, beinhaltet einen *Zeitbegriff*, welcher Vergangenheit, Gegenwart und Zukunft als gleichbedeutende Aspekte derselben Wirklichkeit zusammenführt. Geschichten erklären ja nicht nur, wie etwas so geworden ist, wie es in einer kritischen Übergangsphase beschrieben wird. Aus Geschichten sprießen immer auch gegenwärtige und zukünftige Möglichkeiten. Einem dogmatischen Denkmodell („so ist es") wird in unserem Konzept „spekulatives Denken", also Denken im Konjunktiv entgegengesetzt („so könnte es werden"). Wir verstehen darum Probleme und Symptome als nützliche – wenn auch schmerzhafte – Vorboten notwendiger Entwicklungsprozesse und nicht als Quittung für falsch gelebtes Leben. Geschichte und Geschichten, wie Frau und Mann sie aus ihren unterschiedlichen Perspektiven erzählen, ziehen wir in der Therapie darum nicht als kausale Erklärung für die Entstehung der heutigen Krise oder die Zuschreibung von Schuld herbei. Paargeschichten, wie auch die Familiengeschichten (Genogramme) beider Partner, dienen vielmehr der Beantwortung der Frage: „Was für Wahlmöglichkeiten haben Frau und Herr X. denn damals gehabt, zum Beispiel nach der Geburt des ersten Kindes, für welche haben sie sich warum entschieden, und welche Möglichkeiten stehen ihnen am jetzigen Wendepunkt offen?" Daraus ergibt sich auch ein anderer als der übliche, an den Fakten orientierte Umgang mit Genogrammen. Die Frage, wie die Dinge geworden sind, wird ergänzt durch die Frage, auf welche Weise die gegenwärtige Paarkrise den *Abschied* von alten, unerledigten Geschichten herausfordert, und was für Informationen für den *Entwurf neuer Szenarien* daraus sprießen. Auf die Frage nach den Umständen ihres Kennenlernens und ihrer Partnerwahl zum Beispiel erzählen oft beide Partner, daß sie nie ganz sicher waren, ob sie damals wirklich freiwillig oder eher unfreiwillig ja gesagt hätten zueinander.

Beispiel: Ein Pfarrer, der vor 20 Jahren dringend eine Frau brauchte, um eine Stelle in der Mission zu bekommen, und eine Krankenschwester, die ihm damals die nötigen Impfungen verabreichte und gerade schrecklich einsam war, weil sie von ihrem Freund verlassen worden war, illustrieren den Mythos einer nicht ganz freiwilligen Eheschließung, der das Paar seither behindert hat. Die beiden heirateten innerhalb von zwei Monaten, reisten für zehn Jahre nach Afrika und bekamen dort drei Kinder. Erst bei ihrer großen Krise in der Lebensmitte wurde es ihnen möglich, unter veränderten Vorzeichen zum ersten Mal die Frage zu stellen und zu beantworten: Bleiben wir eigentlich zusammen, weil wir das wollen oder weil wir uns einfach brauchen? Und woraus könnte ein neuer, freiwilliger Beziehungsvertrag bestehen?

Mit dem folgenden Raster fasse ich zusammen, unter welchen Aspekten ich eine Paarbeziehung zu verstehen suche. Die skizzierte vertikale Achse ihrer *Geschichten* oder „Melodien" bezieht sich dabei auf die *zeitliche Dimension*, also woher sie kommen, wohin sie gehen und welche inneren Bilder sie dabei begleiten. Die horizon-

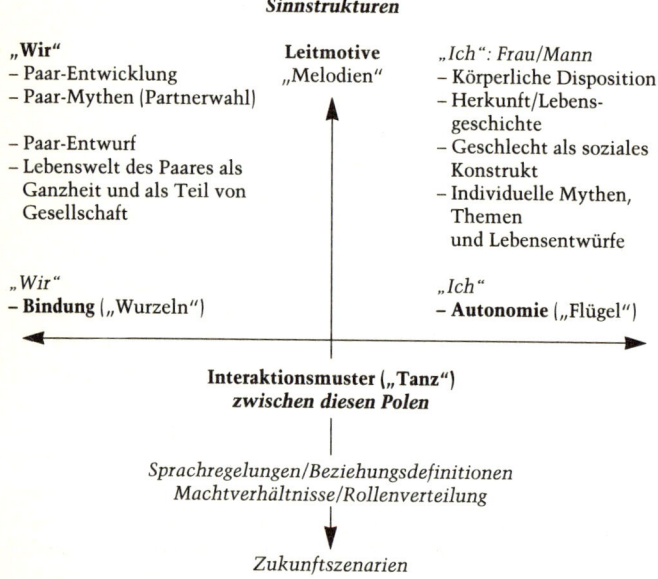

Abb. 1. Raster zur Paartherapie

tale Achse ihrer Interaktionsmuster oder ihres „Tanzes" zwischen den Polen von Wir und Ich bezieht sich auf die *Austauschprozesse eines Paares im Hier und Jetzt.* Ich meine damit die Frage, wie jedes der beiden seine Anliegen beschreibt, aber besonders wessen Definition entscheidet, wie diese Anliegen gewichtet werden.

Therapeutische Vorgehensweisen

Ich will nun mögliche Vorgehensweisen in bezug auf Paarberatung sehr weitmaschig skizzieren. Ein lineares Flußdiagramm würde unserem Konzept systemischer Therapie gänzlich widersprechen. In anderen Worten: Auf die bei Seminaren häufig gestellten allgemeinen Fragen wie zum Beispiel: „Was tun Sie mit einem Paar, bei dem nur ein Teil motiviert scheint, mit einem Paar, das streitet, oder mit einem Mann, der eisig schweigt, oder mit einer Frau, die sich für alles verantwortlich macht ..." weiß ich keine Antwort. Mögliche Ideen kommen mir erst, wenn ich ein einmaliges Paar in seiner spezifischen Situation sehe und die Sinnstrukturen und Leitmotive beider Partner aus einer Innen- und einer Außenperspektive erkennen kann.

1. Vorphase einer Paarberatung

In meiner Praxis nimmt die Sekretärin Anmeldungen telefonisch entgegen. Sofern ich einen freien Therapieplatz habe, erkundigt sie sich nach dem Anliegen des oder der Anmeldenden. In den letzten zehn Jahren melden sich bei mir übrigens ebenso viele Männer wie Frauen für eine Paartherapie an. Dann rufe ich meistens selber zurück, um einen Termin zu vereinbaren und – falls nötig – deutlich zu machen, daß ich das Erstgespräch gerne mit beiden Partnern zusammen führe. Wenn eine Frau zum Beispiel allein kommen will, bespreche ich mit ihr die Vor- und Nachteile dieser Entscheidung, also was sie sich möglicherweise damit vergibt, daß sie ihrem Mann gegenüber einen Vorsprung im Therapieprozeß gewinnt. Eine Ausnahme mache ich bei Paaren in Trennung oder Scheidung, falls jeder zuerst allein kommen möchte. In einem Brief an beide Partner bestätige ich darauf den ersten Termin und lege ein Blatt mit der Information über meine (am gemeinsamen Einkommen orientierten) Honorarvorschläge sowie mit folgenden Hinweisen bei:

In meiner Praxis führe ich sogenannte systemische Therapie durch. Das bedeutet, daß ich die Probleme eines Individuums in ihrer Vernetzung mit seiner biologisch und biographisch bedingten Entwicklung sowie seinen Beziehungen auf der Ebene des Paares, der Familie, der Arbeitswelt und anderen Institutionen verstehe. Je nach Problemstellung führe ich Gespräche mit Paaren und den ganzen Familien, aber auch mit einzelnen. In Übereinstimmung mit den am Beratungsprozeß Beteiligten können auch andere Personen einbezogen werden.

Ein Gespräch dauert zwischen 80 und 90 Minuten. Der Vor- und Nachbereitung dienen mir Videoaufzeichnungen, welche ich mit derselben Pflicht zur Verschwiegenheit behandle, die allen therapeutischen Informationen gilt. Gespräche finden nach Vereinbarung alle drei bis vier Wochen statt.

Neben meiner Praxis arbeite ich an einem Ausbildungsinstitut mit, in welchem Frauen und Männer mit den Grundberufen Medizin, Psychologie und Sozialarbeit therapeutisch ausgebildet werden. Sollten im Lauf Ihrer Beratung Fragen auftauchen, welche eines der Spezialgebiete dieser Kolleginnen und Kollegen betreffen, können in Ihrem Einverständnis auch diese konsultiert werden.

Es ist mir wichtig, daß meine Arbeitsbedingungen im voraus bekannt sind, wobei Honorar und zeitlicher Umfang der Therapie zur Verhandlung offenstehen. Auf diese Weise kann ein Paar sich für oder gegen das angebotene Setting entscheiden, und das Erstgespräch ist nicht mit Kontextklärungen belastet. So gibt meine Benützung der Videoanlage nie Anlaß zu langwierigen Verhandlungen, sondern zur direkten Erklärung, wie ich damit umzugehen gedenke, und zur Transparenz für die Klienten.

2. Erstgespräche und Aufnahmephase

Ich beginne das Erstgespräch damit, daß ich mich persönlich vorstelle und dann die äußeren Daten des Paares erfrage wie Geburtsdaten, erlernte und praktizierte Berufe (besonders auch bei Frauen!), Datum des Zusammenziehens oder der Heirat, Geburt der Kinder, Wohnsituation, Finanzen. Dann bitte ich beide zu erzählen, wie sie den Entscheid zu einer Paartherapie gefaßt haben und über welche Wege sie zu mir gekommen sind. Je nachdem, wie die beiden auf mich wirken, falle ich direkt mit der Tür ins Haus und frage schon in der ersten Stunde nach „heißen" Problemen wie zum Beispiel sexueller Zufriedenheit. Das heißt, mir liegt nicht daran, Streß zu reduzieren, sondern diesen im Gegenteil so zu nutzen, daß ich so rasch als möglich die erwähnte Innenperspektive gewinne. Manchmal merke ich aber, daß zwei Menschen ihre Spannung so geübt zurückhalten, daß sie zuerst eine Aufweichphase brauchen. Meine anteilnehmende Neugier und das individuelle Erzählen und Zuhören der gemeinsamen Geschichte eignet sich vorzüglich zu ihrer Entspannung.

Wenn ich meine Aufnahmegespräche später auf Videobändern analysiere, beobachte ich, daß Spannung und Entspannung, die Gewinnung von „äußerer" Information sowie zur Gefühlslage jedes Partners und natürlich die Unterschiede in ihren und seinen Problembeschreibungen und Wünschen schon in der ersten Stunde durch die Art meines Fragens fließend ineinander übergehen. Der therapeutische Balanceakt zwischen affektiver Nähe und Distanz in Verbindung mit professioneller Reflexion aufgrund von Wissen und Können ist übrigens Dritten gegenüber gar nicht einfach zu beschreiben, sondern am ehesten mittels Videoband zu demonstrieren. Ich muß nicht mehr betonen, daß ich wenig halte von Therapiemodellen, die den Ausdruck von Gefühlen als Störfaktor beschreiben, jedoch viel von der therapeutischen Fertigkeit, fließend zwischen einer Froschperspektive (sich emotional einlassen) und einer Vogelperspektive (reflektieren) zu wechseln. Vielleicht ist für diesen Balanceakt der Begriff der „Kunstlehre" nützlich. Ich meine damit diesen steten Perspektivenwechsel, sorgfältig an jedem Individuum und gleichzeitig am Paartanz und seinem Umfeld orientiert mit dem Anliegen, am Schluß des Erstgespräches ein Bild zu entwerfen von dem, was diese zwei Menschen bewegt und wonach sie sich sehnen. Dieses – mein eigenes! – Bild biete ich dem Paar gerne so an, daß es zu einer ermutigenden Beschreibung seiner Lage wird, aus der neue Möglichkeiten sprießen.

Ein Beispiel:
Hans, 50, kommt mit Gisela, 40, zum ersten Gespräch. Auslöser für die Paarkrise war, daß Gisela sich in einen jüngeren Mann verliebt hat und sich von Hans trennen möchte. Die beiden sind seit 15 Jahren verheiratet und haben zwei Kinder von 14 und 10 Jahren. Sie erzählen die Geschichte von „Odysseus und Penelope", dem reisenden Mann und der ewig wartenden Frau, die ihm durch die Familienarbeit den Rücken freihält und bei der er sich zu Hause regeneriert. In meinem Buch (1992, op. cit., S. 125 ff) habe ich diese Paarkonstellation unter dem Begriff „Auf- und Ausbrüche nach der ersten Phase der Familienehe" mit den entsprechenden Übergangskrisen beschrieben.

Während Hans zwischen Wut und Verzweiflung schwankend eine „richtige Ehetherapie" anstrebt mit dem Ziel der Aufrechterhaltung der Beziehung (andernfalls seine emotionale Blockade zum beruflichen Versagen führen könnte), erklärt Gisela, sie wisse überhaupt nicht mehr, wo sie stehe und ob sie gehen oder bleiben wolle.

Mit einer Intervention am Schluß dieses Erstgespräches, das wie üblich etwa 90 Minuten dauert, führe ich die Möglichkeit eines *dritten Weges* ein. Die Blockade bei Hans und die Konfusion bei Gisela scheinen darauf hinzuweisen, daß das bisherige „Arrangement" der beiden zu Ende sei, ihnen jedoch Information dazu fehle, ob ein neuer Beziehungsentwurf möglich sei und in welcher Form. Bevor eine so wichtige Entscheidung wie die des Zusammenbleibens oder der Trennung gemacht werde, schlage ich diesen dritten Weg vor: Informationsgewinnung durch Experimentieren mit Versuch und Irrtum im vorläufigen Umfang eines halben Jahres, begleitet vom Prozeß der Paarberatung. Dazu setze ich jedoch einen geschützten Rahmen voraus, das heißt Vereinbarungen darüber, wann und wie oft Gisela ihren Freund sieht und wann das Paar ohne Dritten aufeinander bezogen ist. Beide bitte ich, meinen Vorschlag zu überlegen, bevor sie sich für eine Therapievereinbarung engagieren.

Gleichzeitig teile ich dem Paar meine Erfahrungen mit seiner „Konstellation" von Odysseus und Penelope mit. Ich verbinde das Einmalige ihrer Gefühle von Wut und Enttäuschung über die Nachteile dieser Lebensform mit dem Allgemeinen gesellschaftlicher Übergänge und ihrer Widersprüche. Auf diese Weise entstehen für sie erste Sinnzusammenhänge, welche wegführen von linearen Schuldzuweisungen, ohne das Thema ihrer persönlichen Verantwortlichkeit für die nächsten Schritte zu bagatellisieren.

Zum Schluß gebe ich den beiden je einen der folgenden Fragebögen (s. S. 28 u. 29) ab und bitte sie, diesen individuell auszufüllen – so ausführlich als sie Lust dazu haben – und mir vor der nächsten Stunde zuzustellen. Dieser Fragebogen, den ich für die erwähnte Untersuchung entwickelte und seither in mein Therapierepertoire aufgenommen habe, dient mehreren Zwecken:

1. der Selbstreflexion der Partner in Verbindung mit der Botschaft, daß nicht ich, sondern sie selber von Mal zu Mal entscheiden, welche Themen ihnen wichtig und welche Probleme zu lösen sind;
2. der Mitteilung an das Paar, daß mir die Zusammenhänge zwischen ihrer individuellen Befindlichkeit, ihrer Geschichten sowie der alltäglichen Gestaltung ihrer Belange im Rahmen des weiteren sozialen Kontextes wichtig sind;

3. ihrer Information, daß es offenbar allgemeine kritische Themen in jeder Paarbeziehung gibt, welche nicht auf individuelles Versagen reduziert werden können.

Vor dem zweiten Gespräch schaue ich mir Teile meiner Videoaufzeichnung an. Dafür markiere ich während jedes Interviews auf meinem Notizblock die Stellen, die mich jeweils besonders beeindrucken oder verwirren mit der entsprechenden Zeit (zum Beispiel „Minute 35"). Ich vertiefe mich dann in die Beschreibungen von Frau und Mann bezüglich ihrer Wünsche, Ressourcen und Stressoren, vergleiche ihre Fragebögen und stelle gemeinsame und gegensätzliche Bewertungen der einzelnen Themen fest. Eindrücklich sind dabei Bestätigungen, aber auch Abweichungen von den in meiner Untersuchung festgestellten typischen Nennungen. Die übliche Spaltung in „ihre" Welt und „seine" Welt spiegelt sich meist bis ins Innerste einer Paarbeziehung, ganz besonders was Intimität und Sexualität betrifft (Burkhart/Kohli 1991). Bei aller gemeinsamen Sehnsucht nach Geborgenheit und nach dem guten, bezogenen Dialog, der dieses Gefühl ermöglicht, fallen die Vorstellungen, *wie* Kommunikation und Intimität zu erreichen wären, bei Frau und Mann oft drastisch auseinander. Daß viele Männer nach wie vor davon leben, daß ihre Frau die Gestaltung von Intimität übernimmt, während Frauen ihre Identität offenbar weitgehend über persönliche Beziehungen (vor allem zu Mann und Kind) begründen, wird in der Einschätzung der Dringlichkeit der erwähnten Themen deutlich. Typisch ist in meiner paartherapeutischen Praxis, daß ein Mann verbesserte *Sexualität* als dringendstes Anliegen einschätzt, seine Frau hingegen emotionale *Intimität* durch das bezogene *Gespräch* mit ihm am meisten ersehnt (Welter-Enderlin 1994). Vor allem in den vielen Paarbeziehungen, die nach der Geburt der Kinder verschwimmen in der Familie, wird mit dieser Einschätzung auch die Sehnsucht beider nach mehr Ich-Nähe als Voraussetzung von Intimität angedeutet, selbst wenn ihre Vorstellungen über den Weg dazu voneinander abweichen. Ich gehe davon aus, daß auf Dauer nur relativ autonome, Ich-nahe Partner erwachsene Formen von Sexualität und emotionaler Intimität finden.

Fragen an Frauen und Männer, die zu mir in Beratung/Therapie kommen:

Name: ....

Adresse: ....

Geburtsdatum: ....

Beruf/Stellung: ....

Verheiratet/
zusammenlebend mit: .... seit ....

Geschieden von: .... seit ....

Kinder   Geb.   Ihre Gefühle für jedes Kind*

....

....

....

....

Die wichtigsten Bezugspersonen aus Ihrer Kindheit:

Name (Vorname genügt)	Geb.jahr	Ev. Todesjahr	Ihre Gefühle für diesen Menschen*
Mutter			
Vater			
Stief- bzw. Mutter ...			
Adoptiv-Eltern: Vater ...			
Großeltern			
Andere wichtige			
Bezugspersonen:			
Geschwister			
1.			
2.			
3.			
4.			
5.			

*Stichwörter genügen. Für Kommentare bitte Rückseite oder zusätzliche Blätter benützen.

28

1b) Auf **welchen Gebieten** zeigen sich Ihre Anliegen?

Bitte ankreuzen

am wenigsten (0) am meisten (5)	0	1	2	3	4	5
– Unterschiedliche Entwicklung Frau/Mann						
– Kommunikation						
– Zeit füreinander (entspanntes Zusammensein)						
– Sexualität						
– Nähe – Emotionale Intimität/Geborgenheit						
– Distanz –„Raum" für sich selber/Autonomie						
– Aufgabenverteilung Paar (Haushalt/Kinder/Arbeit)						
– Kinderprobleme						
– Außereheliche Beziehung (von wem)						
– Beziehung zu Herkunftsfamilie						
– Arbeitszufriedenheit						
– Beanspruchung durch Arbeit (Frau/Mann)						
– Finanzen (Einkommen/Ausgaben)						
– Wohnsituation						
– Entscheidungsfindung (welche)						
– Körperliche Symptome (welche)						
– Psychische Symptome (welche)						
– Gewalt						
– Suchtprobleme						
– Andere Probleme (welche)						

Was wäre
das Beste ....

....

....

das Schlimmste ....

....

....

das durch die Therapie geschehen könnte?

Im zweiten Gespräch lasse ich die Partner einander ihre wichtigsten Anliegen erzählen und bitte sie, den kleinsten gemeinsamen Nenner auszuhandeln, der heute Thema sein soll. Dabei bekomme ich wertvolle Informationen darüber, wie die beiden miteinander umgehen, wer dominiert oder sich anpaßt, wer mit langem Atem verhandeln möchte und wer vielleicht auf vorzeitige Schließung des Gesprächs drängt. Diesen Prozeß rege ich in jeder Therapiestunde wieder neu an, das heißt ich gehe davon aus, daß mir ein „Auftrag" nicht ein- für allemal erteilt werden kann, sondern sich laufend entwickelt. Frau und Mann nehmen jeweils die eigene und eine Kopie des Partner-Fragebogens mit nach Hause und besprechen vereinbarte Themen zwischen den Stunden. Auch die Therapievereinbarung wird also von Sitzung zu Sitzung neu bestimmt, oft eher nebenbei.

Das Thema der *Leitmotive* in den individuellen Biographien wie auch in der Paargeschichte begleitet uns von der ersten Stunde an. Wenn zum Beispiel ein Mann auf dem Fragebogen sowohl die Beziehungen zu seinen Eltern wie zu seiner Schwester mit dem Wort „indifferent" bezeichnet, ergeben sich erste Hypothesen zu seinem Leitmotiv „abgeschnittene Wurzeln", dem ich nachgehen werde, sobald dieses Thema im Paargespräch dran ist. In den Bemerkungen auf dem Fragebogen zu ihren wichtigsten Bezugspersonen und zu ihren Kindern werden alte Aufträge und Zuweisungen, aber auch Ängste, Schuldgefühle und Selbstzweifel deutlich. Oft bekommen diese Gefühle Auftrieb durch das aktuelle Geschehen. So erzählte im erwähnten Beispiel Hans über seine Kindheit, daß er mit dem ständigen Gefühl lebte, gebraucht und dennoch nicht ernstgenommen zu werden, da es viele schwerwiegende Familiengeheimnisse gab, hinter die er erst als Erwachsener kam. Die Frage, wie er nun von alten Kränkungen Abschied nehmen könnte, begleitete ihn in den folgenden Stunden der Therapie. Gisela hingegen berichtete von der Notgemeinschaft mit einer einsamen, unglücklichen Mutter sowie von ihrer ständigen Überanpassung an andere, die sie nun hinter sich lassen wolle. Dabei entstanden für die beiden neue Sinnstrukturen, welche mit ganz konkretem Handeln im Alltag verbunden wurden. Zum Abschied von alten Kränkungen gehörte für das Paar auch der gemeinsame Entwurf eines „Ent-Schuldigungs-Rituals" (Imber-Black 1992).

Eine Paartherapie kann bei mir zwischen 5 und 30 Stunden dauern, oft über ein bis mehrere Jahre verteilt und mit Intervallen von drei bis sechs oder acht Wochen. Dabei folgt die Dauer nicht irgendeinem Kurz- oder Langzeit-Dogma, sondern wird immer wieder neu zwischen den Partnern und mir verhandelt. Üblicherweise lade ich ein Paar beim Schlußgespräch ein, nach einem halben Jahr nochmals vorbeizukommen oder mir schriftlich über ihre Entwicklung zu berichten, weil mich interessiert, wie die beiden nach der Zeit mit mir gemeinsam oder getrennt weiterleben und was für sie wirksam oder unwirksam war in der Therapie.

Trennungs- und Scheidungsbegleitung

Paarkrisen, welche mit abrupten Trennungen und dem Abschneiden einer gemeinsamen Lebensgeschichte durch den einen oder anderen „gelöst" werden, zeigten sich in meiner Untersuchung fast immer als Ablösung am falschen Ort (Welter-Enderlin 1991). Eine Frau, die ihren Mann trotzig und abrupt fortschickte, weil er ihr nicht die ersehnte Versorgung bot, die sie ein Leben lang vermißt hatte, oder ein Mann, der rasch zu einer anderen Frau lief, als seine Partnerin sich aus der anfänglichen Symbiose löste und ihr eigenes Leben zu entwickeln begann, sind Beispiele solcher Ablösungen am falschen Ort.

„Entflechten statt zerreißen" einer auf Verbindlichkeit angelegten Beziehung bedeutet, mit langem Atem und Loyalität zur gemeinsamen Vergangenheit Schritte ins Freie zu wagen. Diesen langen Atem versuche ich als Therapeutin besonders dann zu behalten, wenn die Wellen hochgehen und von einem Partner moralischer Druck zur Bewahrung der Beziehung ausgeübt, vom anderen jedoch trotziges Zerreißen der alten Bindung angestrebt wird. Ich bin der Meinung, daß es zur Ausbildung und zur Aufgabe von Paarberaterinnen und Paarberatern gehört, auch den Prozeß der Trennung oder Scheidung zu begleiten und damit auf dem aufzubauen, was in der vorgängig versuchten Paarberatung entwickelt wurde. Entscheidend ist für mich dabei, daß ein klarer Auftrag zur Begleitung einer Trennung oder Scheidung durch beide möglich wird – was oft die Hauptarbeit in dieser Phase darstellt. Mir ist wichtig, daß die Partner dadurch fähig werden, ihre enttäuschte Liebesbeziehung zu trennen von ihrer existentiellen Aufgabe als Eltern. Gerne beziehe ich übrigens – auch kleine – Kinder ab und zu in den Paarberatungsprozeß ein, und ganz besonders in einen Entflechtungsprozeß. Ihre (dosierte) Anwesenheit erlebe ich fast immer als starke Motivation für mich, auch in schwierigen Phasen „am Ball" zu bleiben und ihren Eltern behilflich zu sein, ihre Scheidung nicht zur Katastrophe, sondern zu einem Neuanfang werden zu lassen. Dabei ist mir wichtig, daß beide Partner einander auch von den Verdiensten erzählen, die jedes um das andere im gemeinsamen Leben erworben hat, und einander dafür zu danken. Auch habe ich gelernt, daß das Loslassen jenes Partners, der sich verlassen fühlt, oft nur gelingt, wenn er oder sie vorerst festhalten darf an unerledigten Geschichten und Kränkungen. Wenn es mir gelingt, beiden für diesen Prozeß von Zorn und Trauer Zeit und Raum zur Verfügung zu stellen, wird es oft auch möglich, mit jedem allein die unerledigten eigenen Lebensthemen zu erkennen und sich mit diesen auseinanderzusetzen. Wer bereit ist, sich in kritischen Übergängen den eigenen Wurzeln zuzuwenden, kann auch lernen, die Flügel auszubreiten und zu fliegen.

Literaturhinweise

Bernard, J.(1973): The Future of Marriage. Bantam Books, New York
Burkhart, G./Kohli. M. (1991): Liebe, Ehe, Elternschaft. Piper, München
Dicks, H. (1987): Marital Tensions. Basic Books, New York
Fivaz, E. (1991): Documenting a Time-Bound, Circular View of Hierarchies: A Microanalysis of Parent-Infant Dyadic Interaction. Family Process 30: 101–120
Fivaz, E. (1994): Die non-verbale Kommunikation zwischen Therapeut und Paar. Beobachtungsdaten und ihre mikroanalytische Untersuchung. In: Zeitschrift System Familie, 2, 1994
Hare-Mustin, R. T. (1994): Diskurse im verspiegelten Raum. Familiendynamik 1995
Imber-Black, E. (1993): Rituals for our Times. Harper Collins Publishers, 1992 (Deutsch: Vertrauen und Geborgenheit. Familienrituale und alte Bräuche neu entdeckt. Econ)
Kelly, G. (1986): Die Psychologie der persönlichen Konstrukte. Junfermann, orig. 1955
Largo, Remo (1993): Babyjahre. Die frühkindliche Entwicklung aus biologischer Sicht. Carlsen, Hamburg
Reiter, L./Brunner, E. J. und Reiter-Theil, S. (1988): Von der Familientherapie zur systemischen Perspektive. Springer, Heidelberg
Rücker-Embden-Jonasch, I./Ebbecke-Nohlen, A. (1992): Balanceakte. Auer, Heidelberg

Stuart, R. B. (1980): Helping Couples Change. Guilford Press, New York

von Schlippe, A./Schweitzer, J. (1996): Lehrbuch der systemischen Therapie und Beratung. Vandenhoeck & Ruprecht, Göttingen

Welter-Enderlin, R. (1992/1996): Paare – Leidenschaft und lange Weile. Piper, München

Welter-Enderlin, R. (1994): Glut unter der Asche. Familiendynamik 19/3

Welter-Enderlin, R. (1992): Das Persönliche und das Politische. In: Balanceakte, Auer, Heidelberg 1992 (Hrsg.) Ingeborg Rücker-Embden-Jonasch/Andrea Ebbecke-Nohlen

Welter-Enderlin, R. (1991): Tragödie oder Chance zum Neuanfang? In: Krabbe, H. (Hrsg.) Scheidung ohne Richter. rororo

Welter-Enderlin, R./Hildenbrand, B., mit Reinhard Waeber und Robert Wäschle (1996): Systemische Therapie als Begegnung. Klett-Cotta, Stuttgart

Willi, J. (1975): Die Zweierbeziehung. Rowohlt, Reinbek

Kapitel 2

Spielregeln im therapeutischen System
Bedingungen für Veränderung und Wandel

Der Begriff „Regeln" löst bei vielen Menschen Assoziationen aus, die mit mulmigen Gefühlen gekoppelt sind. Wir verbinden damit vielleicht pädagogische Einengungen – alles, was dem Menschen Spaß macht, ist ihm durch Regeln verboten. Regeln als gnadenlose Unentrinnbarkeit: harte Strafe droht, wenn sie gebrochen werden. Ein Beispiel aus der Erinnerung:

Im Haus meiner besten Freundin aus der Kindheit hingen in jedem Raum Listen mit Regeln dafür, was zu tun und was zu lassen sei. Aus einem chaotischen Haushalt kommend, faszinierte mich die Ordnung, welche durch diese Listen erzeugt wurde, und gleichzeitig grauste ich mich davor. Daß es im Haus der Freundin neben den geschriebenen auch ungeschriebene Regeln gab, erfuhr ich jeweils als Gast beim sonntäglichen Mittagessen. Die drei Töchter und ich bekamen je ein halbes Stücklein Braten auf den Teller gelegt, auch die Mutter teilte sich nur eine halbe Portion zu, während sie dem Vater, einem hageren, höheren Beamten, zwei große Stücke servierte. Die Frage, wer in dieser Familie die Regeln entschied und wer sie zu befolgen hatte, beschäftigte mich damals schon. Aber ich hätte nicht gewußt, wem ich sie hätte stellen können. Schon als Kind war ich übrigens nicht sicher, daß das vordergründige Bild von den demütigen Frauen und dem anspruchsvollen Mann die ganze Geschichte erzählte. Später, und mit Hilfe der Soziologie der Geschlechter, ist mir dann zum Regelsystem dieser Familie das Bild vom „offiziellen Patriarchat" und dem dazu gehörigen „heimlichen Matriarchat" zugefallen ...

Erfahrungen im Umgang mit Regeln im therapeutischen System

Was dem klassischen Setting der Psychoanalyse die Couch, ist dem systemischen Therapiesetting die Möglichkeit, durch Tonband, Videokamera oder Einwegscheibe eine therapeutische Metaposition herzustellen, welche neben dem emotionalen Sich-Einlassen auf Klientinnen und Klienten in der Begegnung von Mensch zu Mensch regelmäßig einen gewissen professionellen Abstand schafft. Wer jedoch nur Abstand hält, wird wesentliche Informationen, die nur über eine affektive Begegnung möglich sind, verpassen. Das ist der Nachteil starrer Abstinenz- oder Neutralitätsregeln. Wer sich hingegen emotional einläßt, seine Position als teilnehmender Beobachter dabei aber ganz aufgibt, wird zum Mitglied einer menschlichen Gruppe: in Familien zur Mutter, zum Vater oder zum Kind, in Organisationen zum Manager, der selber die Ärmel hochkrempelt, statt die Klienten in ihren Fähigkeiten zur Selbstorganisation zu unterstützen.

In meiner Praxis als Familien- und Organisationsberaterin habe ich die Erfahrung gemacht, daß es günstig ist, schon im Vorfeld der ersten Sitzung ein Blatt mit Informationen zu Therapieregeln zu verschicken, die ich einerseits vorgebe und die andererseits zur Verhandlung offen sind. Meine Vorgaben zu den *Therapieregeln* (den genauen Wortlaut finden Sie in Kap. 1) betreffen:

- Ort der Therapie bzw. der Beratungsgespräche (mit Ermutigung zur Benützung öffentlicher Verkehrsmittel, da meine Praxis gegenüber dem S-Bahnhof liegt),
- Klärung des Begriffs „systemische Therapie", Beratung
- Therapiesetting: Hinweis auf meinen Gebrauch der Videoanlage zur Selbst-Supervision und auf mögliche Einbeziehung von Kollegen/innen zur Konsultation,
- Hinweis auf die therapeutische Schweigepflicht.

Zur *Verhandlung offen* ist, wer an der Beratung teilnimmt und in welchen Intervallen. Außerdem steht eine Honorarskala mit sechs Positionen zur Diskussion, die sich an den Einkommensverhältnissen eines Paares oder einer Familie und ihren besonderen Lebensbedingungen orientiert (z.B. bedingt durch eine chronische Krankheit). Bei Organisationsberatungen unterscheide ich bei den Honorarvorschlägen zwischen Profit- und Non-Profit-Organisationen.

Was auf den ersten Blick wie eine trockene Formalität aussehen mag, die allerdings Transparenz für jene schafft, die sich auf das Abenteuer Therapie oder Organisationsberatung einlassen, entspricht in Wirklichkeit einem wichtigen ersten therapeutischen Schritt und bestätigt die systemische Regel „Willst du erkennen, lerne zu handeln". Eine Vorgabe von außen, ganz besonders, wenn sie symbolträchtige Themen wie Geld oder Zeit betrifft, bündelt nicht nur gegenseitige Erwartungen, sondern greift oft mitten in die Regelkreise eines Problemsystems. Dazu ein Beispiel aus der Paartherapie:

„Irma schämt sich, Mark ärgert sich".
Irma und Mark, ein Paar um die Fünfzig, sind beide zum zweiten Mal verheiratet und haben fünf Kinder aus den beiden ersten Ehen großgezogen, drei von ihr, zwei von ihm. Irmas Mann starb, Mark ließ sich von seiner Frau scheiden. Das Paar ist seit 20 Jahren zusammen. Mark, Ingenieur in leitender Stellung, meldet dringend zu einer Paartherapie an. Im Aufnahmegespräch erzählt er, Irma habe kürzlich ihren Beruf als Lehrerin wieder aufgenommen und sei seither völlig verändert. Seit die Kinder weg seien, orientiere sie sich ganz nach außen. Vor einem Jahr habe sie außerdem im Haus ihrer verstorbenen Eltern bosnische Frauen und Kinder einquartiert. Seither habe sie überhaupt keine Zeit mehr für ihn oder für seine Gäste. Irma erklärt im ersten Gespräch, sie sei seit Jahren nicht mehr so glücklich gewesen wie jetzt und wolle nie mehr im alten Lebensstil als angepaßte, versorgende Gattin und Gastgeberin leben, damit seine Geschäfte noch besser florieren. Wenn Mark nur einsehen könnte, daß sie dieses Glück des Gebens statt Nehmens gerne mit ihm teilen würde ...

Das Beispiel von Irma, Mark und mir als Dritter zeigt, auf welche Weise schon eine erste therapeutische Begegnung mitten in den Kern einer Paargeschichte treffen kann, wenn es um etwas scheinbar Einfaches wie die Verhandlung einer therapeutischen Regel für das Honorar geht. Meine Vorgaben laden zur Stellungnahme ein, und diese Stellungnahme ist hier, wie bei einem Paar in Krise über das zentrale Thema „Geben und Nehmen" zu erwarten, kontrovers. Da ich Paartherapie konsequent als triadisches Geschehen verstehe, schließe ich mich natürlich beim entstehenden Konflikt als teilnehmende Beobachterin mit meinem Standpunkt in die Beschreibung des Geschehens ein. Mark erklärt mir wütend, daß er meine abgestufte Honorarskala „das letzte" finde. Wieder einmal erlebe er dieselbe Situation, unter der er anderswo leide, daß nämlich soziale Parasiten von den Vermögens- und Einkommenserträgen der arbeitsamen Bevölkerung zehren. Irma weint heftig dazu und sagt mir, sie schäme sich für ihren Mann. Meine erste Reaktion auf Mark ist Wut. „Schon wieder so ein arroganter Sprößling einer Goldküstenfamilie" (wie das rechte Ufer des Zürichsees genannt wird), denke ich. Er ist Erbe eines Familienvermögens, das beträchtlich sei, läßt er wissen. Irmas „Listen der Ohnmacht", ihre Scham für Mark und ihre Schuldzuweisung an ihn, gefallen mir allerdings ebenso wenig wie sein Gepolter über die linken und grünen Parasiten, die seinen großbürgerlichen Wohlstand wegfressen wollen. Beim Durchatmen und Nachdenken kommen mir dann meine professionelle Erfahrung und mein Wissen zu Hilfe. Ich vermute, daß in dem kritischen Ereignis „Therapiehonorar" die chronifizierten langjährigen Konflikte zwischen den unterschiedlichen Lebens- und Sinnwelten dieses Paares aufscheinen, ohne deren Verständnis ich nicht weiterkomme. Ihre verschiedenartigen Welten erkenne ich dabei als *Grund*, auf dem sich Irmas und Marks regelhafte Interaktionsmuster als *Figur* entwickelt haben. Mit dem Begriff „Grund" meine ich hier nicht etwa Kausalität, sondern ein dicht verwobenes Muster von Geschichten, eine Art individueller und gemeinsamer Melodien, zu der die beiden ihren leidbringenden Tanz tanzen. Ein Tanz, der das Paar durch seine starre Regelhaftigkeit einengt, ohne daß sie das selber so wollen, und scheinbar ohne Aussicht, eine neue „Melodie" als Anlaß für neue Regeln zu erfinden.

Eine mündliche Mitteilung des Genfer Soziologen Jean Kellerhals fällt mir dazu ein. Er hat herausgefunden, daß ererbtes Geld meistens eine ganz andere Bedeutung hat als selbst erworbenes: Wie es schon bei Goethe heißt „Was du ererbt von deinen Vätern, erwirb es, um es zu besitzen". Ich verberge meine Irritation gegenüber Mark und Irma nicht, sondern fasse sie vorerst in Worte, um im nächsten Atemzug nach den Geschichten zu fragen, welche das Paar in diesem offensichtlich schmerzhaften Regelkreis gefangen halten. Meine Frage nach der Bedeutung von Marks ererbtem Geld trifft ins Schwarze. Lebhaft erzählt er mir vom Auftrag, den ihm nicht nur sein Vater, sondern auch ein kinderloser Onkel zusammen mit ihrem großen Vermögen hinterlassen haben. „Erwirb es, um es zu besitzen", heißt tatsächlich sein Motto. Irma ihrerseits ist genau so verstrickt in alte Aufträge, allerdings mit völlig gegensätzlichen Inhalten. Ihr Vater, ein „grüner" Dorfschullehrer und ihre Mutter, eine „rote" Gemeindepolitikerin, haben ihr überzeugend die Regel vorgelebt: Geld ist da, um das Unrecht, das in dieser Zeit Mensch und Natur widerfährt, gut zu machen, selbst wenn das immer nur einen Tropfen auf einen heißen Stein bedeuten kann. Zu den Geschichten von Irma und Mark paßt David Reiss Beschreibung familialer Bedeutungssysteme als Regulativ ihrer Selbstorganisation, in Boscolo u. Bertrando (1994):

„Was Reiss ein ‚Paradigma' nennt, ist die Summe dieser Regeln und Annahmen. Der Prozeß beginnt als eine Methode zur Bewältigung irgendwelcher zufälliger Ereignisse, wird allmählich jedoch immer abstrakter und verliert alle direkten Bezüge zu spezifischen Ereignissen, um zu einer Reihe von Annahmen zu werden, die allgemein genug sind, um es der Familie zu ermöglichen, sich in einer Vielfalt von verschiedenen Situationen zu orientieren. Es ist interessant, daß das Familienparadigma nicht in der Erinnerung der Familie bewahrt wird, sondern in der einzigartigen Art und Weise ihrer Selbstorganisation."

Das bedeutet für mich als Beobachterin des leidbringenden Paartanzes, daß ich die Grundregeln oder Melodien, zu denen Irma und Mark tanzen, erfahren will. Indem ich zu meinen eigenen Werten stehe (die ja auch ihre Bedeutungsgeschichte haben und sich in meiner progressiven Honorarskala niederschlagen) und das Paar nach den individuellen Geschichten zum Thema Geld frage, ermögliche ich sowohl Mark als Irma eine neue, konstruktivere Beschreibung ihres Konflikts. Ihr Verhalten bekommt sogar Sinn, sobald sie sich in den Rollen als loyaler Sohn und Neffe und als treue Tochter definieren. Es können sich ihnen nun Möglichkeiten von Ausnahmen und Alternativen zu diesen Rollen eröffnen, wenn sie von mir darin unterstützt werden, als erwachsene Partner miteinander überholte Regeln so zu verhandeln, daß diese konsensfähig werden. Wie Irma und Mark im Lauf der gemeinsamen Gespräche schließlich Abschied genommen haben von ihren alten Aufträgen und diese revidierten, will ich hier nicht erzählen. Wichtig ist mir die Feststellung, daß bei meiner Auffassung von systemischer Therapie bereits in der ersten Begegnung mit Menschen, welche ihre Beziehung in der Triade mit mir über ein chronifiziertes Problem zwischen ihnen definieren, Regelkreise erkennbar werden. Dadurch eröffnen sich schon in der ersten Stunde neue Verstehens- und Handlungsmöglichkeiten. Dazu Ludewig (1992):

„Die Arbeit des Therapeuten richtet sich demgemäß darauf, ein günstiges Klima zu fördern, in dem die Problemdynamik aktualisiert und verstört werden kann. Der Therapeut bietet sich als Partner an, der die Emotionen und Erwartungen des Kunden (Klienten) auf sich bündelt, und er macht dies zum Thema der Therapie. Die Interventionen beziehen sich also auf die einzig verfügbare Kommunikation, nämlich auf jene zwischen Therapeut und

Kunde im gemeinsamen Therapiesystem. Sie zielen darauf, den Problem-
monolog in einen geeigneten Dialog zu verflüssigen."

Entwicklungen des Regelbegriffs in systemischen Therapietheorien

Ich hoffe, daß der Begriff der Regeln inzwischen seinen Schrecken
als einseitiger Ausdruck von Repression verloren hat. Wenn wir davon ausgehen, daß kein lebendes System ohne Regeln auskommt,
sagen wir damit allerdings noch nichts zur Frage, welche Werte
durch Regeln festgemacht werden und wer diese bestimmt. Wir sagen auch nichts über die Nützlichkeit bestimmter Regeln zur Erhaltung von Kontinuität oder zur Ermöglichung von Wandel, zwei
Aspekte, die als sogenannten Fließgleichgewicht sprunghafte oder
allmähliche Entwicklungen fördern, ohne daß dabei die fraglose
Selbstverständlichkeit von „Wurzeln" verlorengeht. Denn solche
Wurzeln der Kontinuität braucht der Mensch in Beziehungen offenbar so sehr wie die „Flügel" der Verwandlung. Unser möglicher
Schrecken über die Regelsteuerung menschlichen Verhaltens hat
unter Umständen jedoch seine Richtigkeit. Wenn Regeln nämlich
unveränderbar sind, werden die entsprechenden Beziehungen durch
immerwährende Wiederholung von einstmals nützlichen Verhaltensmustern, die sich nicht mit ihrer Weiterentwicklung vereinbaren lassen, erstarren oder sogar absterben.

Ich will nun kurz die Entwicklungen des Regelbegriffs für die klinische Theoriebildung der letzten Jahrzehnte skizzieren. In den
50er Jahren erfolgte in den Sozialwissenschaften eine konzeptio-
nelle Wende gegenüber den damals dominanten wissenschaftlichen
Modellen, die auf Aristoteles zurückgeführt werden und deren Anliegen war, eine letzte Wahrheit, also die Essenz komplexer Phänomene, zu suchen und zu beschreiben. Damit will ich nicht etwa
behaupten, ähnliche Wenden oder sogar Revolutionen hätten in der
wissenschaftstheoretischen Geschichte nicht bereits früher stattgefunden, allerdings häufig ohne langandauernde Folgen für den dominanten Diskurs. Wer z. B. das Werk von Paracelsus liest (16. Jh.),
findet Bestätigung für diese Idee. Paracelsus ist als revolutionärer
Denker wissenschaftlich eine Randfigur geblieben, die allerdings in
paradigmatischen Übergangszeiten wie der unseren ab und zu aus
der Versenkung geholt wird.

Individuen als Teile größerer sozialer Netze zu beschreiben, war *das* Thema der erwähnten konzeptuellen Wende, die sich heute im systemischen Denken niederschlägt. Es bedeutete, sich zu interessieren dafür, wie ihre Entwicklungsmöglichkeiten und Handlungsfreiräume mittels kommunikativer Prozesse von Regeln gesteuert werden. Irving Goffmann und andere Autoren führten die Idee von Verhaltens- und Kommunikations*mustern* und das Interesse an „Spielen" und an Spieltheorien in die Sozialwissenschaften ein. Sie fragten insbesondere, in welcher Weise soziale Ordnung bzw. davon abweichendes Verhalten durch Regeln erzeugt wird, und wie daraus redundante Interaktionsmuster entstehen. Sie beobachteten, daß Menschen in allen Beziehungen, die über den Moment hinausführen, das Spektrum ihrer gegenseitigen Handlungsmöglichkeiten durch Regeln festlegen, sehr oft, ohne darüber zu reden, sondern durch averbale Zeichen. Abweichungen im Verhalten eines Beziehungspartners irritieren und rufen nach korrigierenden Reaktionen (sog. negativem Feedback), die meist mit hohem Streß verbunden sind. Therapeutinnen und Therapeuten unterliegen gemäß diesem Modell demselben Regelsystem: Je mehr sie Veränderungen forcieren, desto mehr Widerstand erzeugen sie. Wandel zu induzieren, ohne solchen direkt herauszufordern, war ein Grund für die Entwicklung paradoxer Interventionen in einer bestimmten Phase der Bildung von systemischen Therapietheorien (Selvini et al. 1977).

Die erste Generation systemorientierter Therapeut/innen hatte sich auf ein eher simplistisches Modell menschlicher Interaktion bezogen, indem sie sich auf die Frage konzentrierte, wie Menschen es miteinander schaffen, einen Status quo mittels Regelsteuerung aufrecht zu erhalten. Oder anders: in welcher Weise Widerstand gegen Veränderungen, z.B. im Ablösungsprozeß eines Jugendlichen, von seiner Familie „verursacht" werde. Daß mit der Übertragung der Idee aus der Kybernetik, menschliche Systeme seien regelgesteuert und Regeln hielten den Status quo aufrecht, das alte Ursache-Wirkung-Axiom zementiert wurde, wirkte sich oft negativ auf die Praxis der Familientherapie aus. Indem Eltern als die für die Familienregeln kausal Verantwortlichen gesehen wurden, wurden sie so beschrieben, daß sie – zur Ablenkung von einer unbefriedigenden Paarbeziehung beispielsweise – ein Kind in überholten Regelkreisen gefangen hielten und es an seiner Entwicklung hinderten. Damit wurden die einen Mitglieder eines sozialen Systems als aktive, aber undurchschaubare Regel*geber* beschrieben, die anderen als passive Regel*empfänger*. Täter- und Opferrollen waren damit betoniert. Die Essenz von Verrücktheit, einzelne als Träger von Systemstabilisierenden Sündenbockrollen zu bezeichnen, wurde damit festgeschrieben. Durch den Gebrauch eines Regelbegriffs, der an der Aufrechterhaltung eines vorgegebenen Gleichgewichts zur Erreichung normativer Ziele orientiert war, der sogenannten Homöostase, konnten Abweichungen dazu nur als Irrtum verstanden werden. Negative Rückkoppelung als Reaktion auf Abweichungen wurde denn auch als „irrtumaktiviert" beschrieben. Man verstand sie als Antwort auf Abweichungen von Regeln mit dem Ziel zu verhindern, daß diese das Gleichgewicht eines sozialen Systems zerstören könnten. Diese Phase der Theoriebildung wird als *Kybernetik I* in der Geschichte systemischen Denkens bezeichnet. Was dabei vernachlässigt wurde, ist die Idee, daß Menschen nicht einfach Verursacher oder Opfer von Regelkreisen sind, und auch nicht einfach passive Teile eines größeren Ganzen, sondern aktive Gestalter ihrer Wirklichkeit. Selbst wenn ein gewisser Teil unserer Möglichkeiten zur Gestaltung unseres Lebens durch biologische und soziale Bedingungen begrenzt bleibt, steht uns ein anderer, bedeutsamer Teil zur Gestaltung offen.

In einer zweiten Entwicklungsphase systemischen Denkens wurde dann auf die Frage fokussiert, in welcher Weise Regelkreise in menschlichen Beziehungssystemen sich *verändern* lassen bzw. wie allfällige Abweichungen zu bisherigen Regeln als Vorboten möglichen Wandels statt als zu korrigierende Fehler verstanden werden könnten. Statt Abweichungen bloß unter dem Aspekt von Störungen, z. B. von psychischen oder von Verhaltensstörungen, zu verstehen, lernten Therapeut/innen, nach deren Bedeutung als Signale für nötige Veränderungen im sozialen System zu fragen. Unter dem Aspekt der Selbstregulierung (Autopoese) menschlicher Gruppen begannen sich sowohl Forscher als auch Therapeuten für die Bedeutung von Regeln als „Steuerungsmöglichkeit" von Kontinuität und von Wandel zu interessieren: Das Wurzel-Flügel- bzw. Bindungs-Autonomiedilemma als Grundelement menschlicher Entwicklung wurde damit auf der interaktionellen Ebene beschreibbar.

Wichtig für das therapeutische Denken und Handeln sind beim Regelbegriff der Kybernetik II folgende Aspekte:

– Sowohl Morphostase, d. h. Regelerhaltung, als auch Morphogenese, d. h. Transformation von Regeln und Strukturen, haben ihre Bedeutung als Prozesse der Erhaltung *und* der Überwindung von Regelmäßigkeit. Zuviel Erstarrung kann ausbalanciert werden durch sprunghafte oder allmähliche Abweichung davon, zuviel Wachstum zurückgebunden durch eine Rückbesinnung auf system-erhaltende Grundorientierungen und durch Erkennen der Folgen zu schneller Entwicklungen, sogenannter „Runaways".

– Zur Erkenntnis, daß alle Mitglieder eines sozialen Systems teilnehmen an der Bildung und der Befolgung von Regeln – aktiv oder passiv, konstruktiv oder destruktiv –, gehört die Frage, nach welchen Kriterien diese entwickelt und kontrolliert werden. Es ist die Frage der Verhandelbarkeit von Regeln im Gegensatz zu einseitiger Kontrolle durch jene, welche Definitionsmacht beanspruchen. Wir kommen also nicht um die Frage nach den *Machtverhältnissen* in einer bestimmten sozialen Gruppe herum. Regeln verfestigen Werte, und Regeln können Werte verändern, z. B. von unilateral vorgegebenen zu konsensorientierten Vereinbarungen. Regeln können Menschen an Systeme anschließen oder sie von ihnen ausschließen, mit weitreichenden Folgen. Ich werde auf diese Fragen im letzten Teil meines Beitrages noch eingehen.

– Wenn wir als Therapeutinnen und Therapeuten die bestehenden Regeln eines sozialen Systems erkennen wollen, um Veränderungen zu vielfältigeren Möglichkeiten anzuregen, tun wir das immer rückbezüglich auf unsere eigenen Vorstellungen und Werte. Ich habe dies mit dem Beispiel von Irma und Mark illustriert. Wir kommen also nicht darum herum, uns als Professionelle mit den Grundorientierungen auseinanderzusetzen, die uns selber leiten, sowohl als Individuen mit einer bestimmten Biographie wie als Mitglieder von professionellen Institutionen und Organisationen. Im folgenden Teil geht es um den therapeutischen Umgang mit Regeln von menschlichen Systemen.

Therapeutische Anliegen

a) Wie können wir Regeln erkennen und sie so beeinflussen, daß die Existenz gleichwertiger, autonomer Menschen durch konsensorientierte Neuregelung ihres Zusammenlebens in Richtung von größerer Komplexität von Denken und Handeln ermöglicht wird?

Dies ist eine zentrale Frage, die uns als Praktikerinnen und Praktiker interessiert, und sie läßt sich nicht einfach beantworten. Erstens sind die meisten, gerade die leidbringenden Regeln, implizit und darum nicht leicht erkennbar, und zweitens bedeutet Erkennen noch nicht automatisch, daß daraus gemeinsame Orientierungen und Handlungsmöglichkeiten entwickelt werden. Die einfachste und gleichzeitig therapeutisch konstruktivste Idee heißt darum: Regeln lassen sich am ehesten erkennen, wenn davon abweichendes Verhalten als Vorbote notwendiger Entwicklungen statt einseitig als zu beseitigendes Problem verstanden wird. Leider sind wir als Professionelle aber oft so sozialisiert, daß wir Abweichungen von Normen vorwiegend als Mängel klassifizieren. Damit sind wir aber Gefangene von defizit-orientierten Regelkreisen, die wir nicht selbst erfunden haben: Regelkreise von Klientenfamilien oder von Institutionen, Regelkreise wie das DSM oder andere Klassifizierungsinstrumente. Dadurch übersehen wir jedoch leicht, daß Symptome auch als Ausdruck individueller und sozialer Dilemmata im Spannungsfeld zwischen Kontinuität und Transformation eines Systems verstehbar sind, und daß aus einer solchen Sichtweise leichter neue Optionen des Handelns entstehen. Da alles Gesagte und alles Beschriebene von einem Beobachter definiert wird, müssen wir uns fragen, wer die jeweilige Definitionskompetenz hat. Oder anders, wie Sprache Abweichungen von Regeln definiert, ob als Krankheit oder als Bosheit oder aber als Vorbote von Entwicklungsmöglichkeiten.

Sorgfältiges Hinhören auf sprachliche und nicht-sprachliche Informationen läßt also Regeln erkennen, die auf direkte Fragen oft nicht beantwortet werden können. Ein Beispiel aus der Forschungspraxis meines Kollegen Bruno Hildenbrand zur Illustration:

In „Alltag als Therapie" (1991, S. 84–112) erzählt Hildenbrand die Geschichte einer Bauernfamilie, die den unfertigen Umstrukturierungsprozeß vom Nebenerwerbs- zum Vollerwerbsbetrieb mit der chronischen Depression der Mutter, Gerda, und dem mißlungenen Ablöseprozeß des Sohnes, Heinz, bezahlt. Das Gesprächsthema „Wer melkt bei uns?" provoziert eine Spannung zwischen sogenannten Gesunden und sogenannten Kranken in der Familie, eine Spaltung, die auf unabgeschlossene, unerledigte Geschichten verweist. Diese Familiengeschichten werden in der Folge, angeregt durch Fragen des Interviewers, im Zusammenhang mit dem mißlungenen Umbruch des Betriebskonzepts dieser Bauernfamilie erzählt. Nachdem der Familienvater in den 60er Jahren als Bergmann arbeitslos geworden war, stellte er den bisherigen Nebenerwerbsbetrieb auf einen Vollerwerbsbetrieb um, indem er zusätzlich Kühe kaufte. Gerda, die Bäuerin, war schon bei der Einheirat in den damaligen Nebenerwerbshof mit der Frage konfrontiert gewesen, welchen eigenen Bereich sie sich gegenüber ihrer Schwiegermutter in Haus und Hof erobern könnte. Diese Frage ist für jede einheiratende Bäuerin entscheidend. Gerda ist es schon damals nicht gelungen, einen eigenen Bereich zu finden. Das Melken der Kühe durch sie hätte als wichtiger Aspekt der Grenzziehung zur eingesessenen Bäuerin einen solchen markiert. Nachdem ihr dies mißlungen war, flüchtete Gerda vorübergehend in ihre eigene Herkunftsfamilie zurück. Ihr Mann entzifferte ihre Flucht jedoch nicht als Aufforderung, sich mehr um seine Frau und ihre Stellung in Haus und Hof zu kümmern. Sein seither chronifizierter Satz „Gerda hat es in den Nerven" wurde im Gegenteil zum Anlaß, sie erst recht vom Melken und einem damit verbundenen eigenen Kompetenzbereich auszuschließen. Gerda und der ihr eng verbundene Sohn Heinz sind so seit Jahren die Gefangenen eines Regelkreises, bei dem sie gleichzeitig Familienharmonie *und* Strukturtransformation vertreten. Beiden gerät diese unmögliche Mission als Mittler zwischen den beharrenden und den progressiven Kräften in der Familie zum Verhängnis und stempelt sie zu Kranken. „Die wer melkt-Geschichte kann damit als Ausdruck einer von Beginn an mißlungenen gemeinsamen ehelichen Konstruktion von Wirklichkeit betrachtet werden", schreibt Bruno Hildenbrand.

Der Autor entwirft anschließend in seiner Rolle als Forscher eine alternative Geschichte zu jener, welche diese Bauernfamilie in einem endlosen Regelkreis gefangen hält, indem er sich fragt, was sie damals hätte anders tun können, als Strukturtransformationen fällig waren. Der Forscher erfindet also, weil ohne therapeutischen Auftrag, im Kopf eine Geschichte, wie sie in der Wirklichkeit ganz anders hätte verlaufen können. Er fragt, wie dieser Bauer und diese Bäuerin die Organisation ihrer Ehe als Teil von bäuerlicher Tradition und gleichzeitig als Teil von Aufbruch und Wandel so hätten gestalten können, daß daraus ein fließendes statt ein starres Gleichgewicht zwischen gesunden und kranken Mitgliedern entstanden wäre. Das beschriebene starre Gleichgewicht wird übrigens vom Systemtheoretiker Bateson (1982) als Schisma bezeichnet und mit chronischen ungelösten Problemen, die oft zu Symptombildung führen, verknüpft.

Das Mißlingen der Entwicklung neuer Regeln in der untersuchten Bauernfamilie lastet Hildenbrand jedoch nicht individuell dem Bauern und auch nicht der Bäuerin und ebenfalls nicht der Schwiegermutter oder dem zur Zeit des Interviews als schizophren bezeichneten Sohn Heinz an. Der Forscher meint dazu: „Der Grund für das Mißlingen der Transformation ist in den individual- und familiengeschichtlichen Voraussetzungen zu suchen, u. a. darin, daß weder Bauer noch Bäuerin eine entsprechende Sozialisation (zur aktiven, bezogenen Auseinandersetzung mit ihrem Dilemma) mitbrachten."

b) Die Frage an uns Therapeutinnen und Therapeuten ist also, wie wir bei einem entsprechenden Auftrag Paare, Familien oder Organisationen motivieren können, auffälliges oder abweichendes Verhalten eines Mitgliedes so aufzuschlüsseln, daß es als Anlaß für das Aushandeln neuer Spielregeln übersetzt werden kann. Unsere Chance besteht einerseits im Privileg der erwähnten Begegnung mit einer als problematisch definierten Familie oder einem Angehörigen, die oder der uns auf eine Frage wie „Wer melkt?" Geschichten erzählt, die als Auftakt für neu zu verhandelnde Regeln dienen. Unser therapeutisches Privileg besteht darin, daß wir uns nicht nur in Geschichten einlassen, sondern auch immer wieder eine Metaposition zu regelhaften Sinn- und Verhaltensmustern einnehmen und damit Veränderungen anstoßen können. Das folgende Schema zeigt, wie lernende Systeme Konfliktlösungen innerhalb bestehender Normen (Lernen 1) oder durch deren Erweiterung und Differenzierung (Lernen 2) erreichen können.

Regelkreise und Lernen

In der folgenden Abbildung 1 ist zu sehen, wie einschleifige Regelkreise Kontrolle und Korrektur von Abweichungen von vorgegebenen Normen ermöglichen:

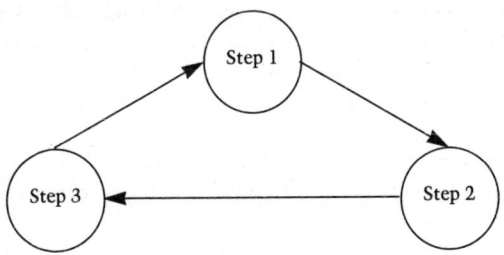

Abb. 1. Lernen 1. Ordnung

In Abbildung 2 ist zu sehen, wie doppelschleifige Regelkreise einen „zweiten Blick" auf eine Situation und Infragestellung der regelgesteuerten Normen ermöglichen.

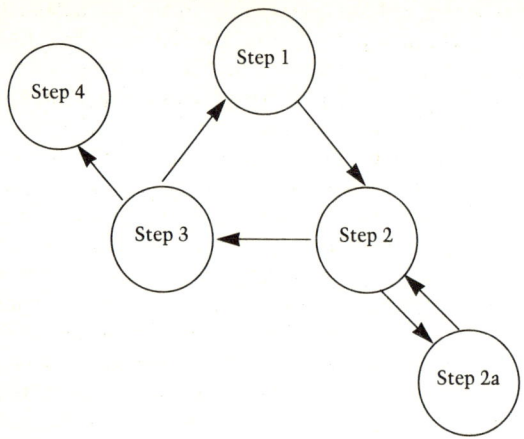

Abb. 2. Lernen 2. Ordnung: Step 1: Erfahren, Erfassen und Beeinflussen einer Situation, Step 2/2a: Vergleich dieser Information mit vorgegebenen Normen, Step 3: Infragestellen der bisherigen Normen (Abweichung als Vorbote von Wandel), Step 4: Initiative zur Erweiterung bisheriger Normen

Aus der Metaposition eines therapeutischen Beobachters (im zweiten Schema) ergeben sich Möglichkeiten des Aushandelns von Familienregeln oder von Arbeitsbedingungen, indem wir die Mitglieder eines Problemsystems einladen, neue Perspektiven des Sehens und des Handelns wahrzunehmen. „Reculer pour mieux sauter", aus dem Spielfeld austreten, um die dominanten Spielregeln zu erkennen, sie neu zu verhandeln und daraus zukünftige Wirklichkeiten zu entwerfen, könnte dieser Prozeß genannt werden.

Ich möchte nun einen solchen Prozeß des Lernens 2. Ordnung am Beispiel einer kürzlichen Familientherapie veranschaulichen:

Regeln und Wünsche als unterschiedliche Kategorien von Spielregeln

Chris (40) ist Mitglied der Anonymen Alkoholiker, seine Frau Helen (38) war lange wegen Depressionen bei einem Psychiater in

Therapie. Die Idee zur Familientherapie stammt von ihm. Das präsentierte Problem sind enorme Schuldgefühle der Eltern darüber, daß sie die beiden Töchter, Melanie (10) und Kathleen (8), während der Jahre ihrer großen Krisen vernachlässigt oder vielleicht sogar emotional ausgebeutet hätten. Seit es den Eltern besser geht, drehe Melanie auf und teste ihre Eltern nach Strich und Faden durch aggressives Verhalten, berichten sie. Da beide Eltern aus Familien mit strengen religiösen Normen kommen, war ihr Anliegen von Anfang an, ihre Kinder auf keinen Fall durch Regeln zu unterdrücken. Sie kommunizieren ihre Wünsche an die Kinder darum nur indirekt, und, falls diese ihre unausgesprochenen Erwartungen nicht erfüllen, auch mit dem Mittel schweigender Vorwurfshaltung. In einem Familiengespräch, das sich um das letzte derartige Ereignis dreht, platzt Melanie mit dem Vorschlag heraus, daß sie nun endlich, wie andere Kinder auch, konkrete Listen mit Rechten und Pflichten wolle. Meine Anerkennung für diesen Vorschlag des Kindes ergänze ich mit der an die verunsicherten Eltern gerichteten Idee, daß neben *Regeln* für die alltäglichen Rituale vielleicht alle das Recht haben könnten, *Wünsche* aneinander zu äußern, die sich jedoch von den Regeln unterscheiden. Damit knüpfe ich an die Grundorientierung des Paares an, auf gar keinen Fall wie ihre eigenen Eltern Regeln als unentrinnbares Mittel von Repression einzusetzen. Im letzten Familiengespräch erzählen Eltern und Kinder dann, daß ihnen die (wenigen) neuen Regeln nun Gelegenheit geben, sie auch ab und zu zu brechen, ohne daß daraus der alte Zirkus „Täter, Opfer, Retter" entstehe. Durch die Unterscheidung ihrer Wünsche von den Regeln hätten sie eine Fülle von spielerischen Möglichkeiten für das tägliche Leben gefunden.

Sprachregeln und ihre Bedeutung für den Ein- und Ausschluß von Mitgliedern sozialer Systeme

Das Haus der Sprache wird nicht selten zum Gefängnis. Ingeborg Bachmann dazu: „Die Sprache ist in Babel erfunden." Sprache ist nicht neutral und nicht unschuldig; sie schafft Wirklichkeiten und bindet verbal wie nicht-verbal Kommunizierende in einem Regelspiel fest, das heilen oder krank machen kann. Sprache ist in ihrer Tendenz konservativ und verfestigt dadurch Rollen, die wir bewußt vielleicht schon längst in Frage gestellt haben. Sprache wird geschlechtsspezifisch unterschiedlich reguliert, nur schon deshalb, weil die Tonlagen einer Männer- und einer Frauenstimme implizite Wertungen mit sich bringen. Männer keifen und zetern nicht, Frauenstimmen klingen weder getragen noch füllen sie den Raum. Sprachregeln bestimmen auch, wer wo wieviel Rederaum bekommt oder aber davon ausgeschlossen ist. Auch Therapeutinnen und Therapeuten sind meistens so sehr an die dominanten Sprachregeln gewöhnt, daß sie beispielsweise eine Verschiebung in Richtung von gleichgewichtigem Rederaum der Geschlechter schnell einmal als massive Benachteiligung von Männern wahrnehmen und diese schützen.

Als Frau bin ich Angehörige einer Mehrheit der Bevölkerung, welche aber die Minderheit bedeutet an Orten, wo Inhalte von Politik und Forschung sowie die Verteilung von Ressourcen geregelt werden. Daß ich hier zu Wort komme, kann entweder die Ausnahme von dieser Regel sein und damit auf ihre allgemeine Gültigkeit verweisen, oder Sie, liebe Leserin und lieber Leser, können das als Zeichen positiver Entwicklungen im Verhältnis der Geschlechter deuten. Ich selber ziehe diese Variante vor.

Seit Jahren beschäftige ich mich mit den Möglichkeiten eines gerechten, auf der verhandelbaren Verteilung von Ressourcen aufgebauten Zusammenlebens von Frauen und Männern mittels Sprachregeln, die an Gleichberechtigung orientiert sind. Dabei ist mir wichtig zu betonen, daß die Unterschiede im Zugang zu Privilegien bzw. der erwähnte Ausschluß von Frauen aus bestimmten Männerdomänen – z. B. von Universitätslehrstühlen oder Mitgliedschaft in der Leitung von Konzernen – nicht bloß an sprachlichen Symbolen oder Konstruktionen festgemacht werden, sondern auch in realen Machtverhältnissen verankert sind. Meine diesbezüglichen Erfahrungen machen mir deshalb den zur Zeit modischen Subjektivismus und den radikalen Konstruktivismus postmoderner Therapieschulen suspekt. Darin werden Menschen einseitig als Informationsträger, nicht aber als Machtträger konstruiert. Wenn ich für das Verständnis von verborgenen Sprachregeln plädiere, geht es mir darum, die verborgenen Regeln dominanter sozialer Strukturen durchschaubar und damit verhandelbar zu machen. Ich tue dies mit folgendem Schema:

sozialer Standort	Sprachregeln und ihre Funktionen	Kontext-bedingungen	Zeitaspekt
Hoher Sozialstatus „männlich"-orientiert	Positional: Festigung bestehender Machtverhältnisse durch eindeutige Argumente	Sitzordnung: hierarchisch oben/unten Kontextsensibilität: gering	Monochrom: lineare Kausalität lineare Zeitvorstellung: weil gestern … darum heute …
Niedriger Sozialstatus „weiblich" orientiert	Relational: (personal) erzählend mehrdeutig; an Beziehungen und Verstehen orientiert	Sitzordnung: kreisförmig, auf der selben Ebene Kontextsensibilität: hoch	Polychron: Gleichzeitig von Narration und Argumentation; zirkuläre Zeitvorstellung: gestern, heute, morgen sind Aspekte derselben Wirklichkeit

Entwickelt habe ich diese Skizze anhand der Arbeiten von Douglas (1981), Hall (1969) und Scheflen (1974). Ich meine, daß das Schema für sich spricht, möchte aber dringend darauf hinweisen, daß mit den Begriffen „weiblich" und „männlich" nicht unbedingt Frauen und Männer, sondern Sprachregeln in bestimmten Situationen gemeint sind, die weit mehr von Positionen der Macht (oder Ohnmacht) als von Biologie abhängig sind. Weil die weibliche Mehrheit in den vorherrschenden sozialen Strukturen jedoch oft zur Minderheit gehört, muß davon ausgegangen werden, daß sich ihre niedrigere Position in den verbalen und averbalen Sprachregeln niederschlägt. Einfach gesagt: die sogenannten männlichen Sprachregeln haben mit dem durchschnittlich höheren Sozialstatus von Männern zu tun, die sogenannten weiblichen mit dem niedrigeren von Frauen. Wenn Männer die Rolle von Beratern einnehmen, müssen sie gelegentlich in die „one-down" Position relationaler Sprachcodes gehen oder werden – aus professioneller Ohnmacht – da hinein gestoßen. Auch Frauen können in Kontexten, in denen sie mehr Macht haben als andere, durchaus mit positionaler Sprache ihren Status zu sichern suchen.

Ohne Verständnis für die verborgenen Sprachregeln, welche die gesellschaftliche Konstruktion von Wirklichkeit aufrechterhalten, können wir diese kaum beeinflussen. Lassen Sie mich zum Schluß ein Beispiel erzählen, das zeigt, auf welche Weise im öffentlichen Raum einer Fernsehsendung die dominierenden männlich-positionalen Sprachregeln eines schweizerischen Verkehrsministers spielerisch unterlaufen wurden und mit welchen Folgen. Es handelt sich um die politische Sendung „Arena" des Schweizer Fernsehens im Vorfeld der Volksabstimmung (1994) zur Alpeninitiative. Da einer der Begründer der Initiative, Dr. med. Reinhard Waeber, Mitglied unseres Ausbildungsteams ist, verdanke ich ihm die Geschichte dieser Sendung. Sie ist einfach und läßt sich so zusammenfassen: Nachdem die Initiativgruppe als Vorbereitung zur Fernsehdebatte mit dem schweizerischen Verkehrsminister seine und die Sprachregeln seiner politischen Gruppe analysiert hatte – wie zu erwarten vorwiegend positionale, lineare Argumentationsketten, monochron und ohne Bezug auf die Dialogpartner – entschloß sich diese zu einer komplementären, relationalen anstatt der üblichen symmetrischen Sprachregelung. Vor laufenden Kameras wurden von Teilnehmer/innen der Initiativgruppe *Geschichten* der vom Transit-Schwerverkehr Betroffenen erzählt. Es ging dabei um Geschichten aus dem Alltag, nicht um Ideologien und nicht um schlagkräftige wirtschaftliche oder politische Argumente. Persönliche Erfahrungen und Ansichten kamen dabei vor; Verstand von Hausverstand nicht getrennt, wie es traditionell zur weiblichen Rolle im abendländischen Geschlechterkontakt gehört, wonach der Mann abstrakt argumentiert, die Frau aber Geschichten erzählt. Männer *und* Frauen taten hier beides, erzählen und argumentieren, und erst noch auf spielerische Weise. Und sie überzeugten so sehr, daß sie Unterstützung fanden bei der Mehrheit der Zuschauerinnen und Zuschauer. Man mag über die Weisheit der vom Volk angenommenen Alpeninitiative anderer Meinung sein als das Initiativkomitee. Aber was den spielerischen Umgang mit Sprachregeln betrifft, war die bewußte Abweichung von den vorgegebenen Spielregeln der Gegner der Initiative erfolgreich. Das Resultat war, entgegen allen politischen Vorhersagen, die Annahme der Abstimmungsvorlage.

Literaturhinweise

Bateson, G. (1982): Geist und Natur. Suhrkamp, Frankfurt a. M.

Douglas, M. (1981): Ritual, Tabu und Körpersymbolik. Suhrkamp, Frankfurt a. M.

Hall, E. T. (1969): The Hidden Dimension. Anchor Books, New York

Hildenbrand, B. (1994): Alltag als Therapie. Ablöseprozesse Schizophrener in der psychiatrischen Übergangseinrichtung. Huber, Bern

Ludewig, K. (1992): Systemische Therapie. Klett-Cotta, Stuttgart

Selvini-Palazzoli, M. (1977): Paradoxon und Gegenparadoxon. Klett-Cotta, Stuttgart

Scheflen, A. E. (1974): How Behavior Means. Anchor Books, New York

Welter-Enderlin, R. (1992): Paare – Leidenschaft und lange Weile. Piper, München

Kapitel 3

Die Tücken der Stagnation
und die Chancen von Visionen

Über meinem Schreibtisch hängt das Stufen-Gedicht von Hermann Hesse mit dem Schluß:

> Und jedem Anfang wohnt ein Zauber inne,
> Der uns beschützt und der uns hilft, zu leben.

Manchmal fällt mein Blick darauf, wenn ein Paar vor mir sitzt: Partner A offensichtlich verzaubert von dem, was bei ihm/ihr sich als Neuanfang abzuzeichnen beginnt; zum Beispiel ein Wiedereinstieg in den Beruf, die Beziehung zu einem Menschen außerhalb der Ehe, eine neue Bereitschaft, Fragen zu stellen, die bisher tabu waren ... Für Partner B hingegen scheint in Hesses Idee über den Zauber des Neuanfangs nur bittere Ironie zu stecken. Sie oder er fühlt sich betrogen um alles, was man bisher für gültig, voraussehbar, einander versprochen hielt; betrogen um alles, was man auf Grund dieser Annahmen in die Beziehung investierte: die Leistung in Beruf oder Familie, den Verzicht auf die eigene Entwicklung, das Sparen, Einteilen und Festhalten am Bewährten.

Festhalten oder Loslassen?

Und wie geht es mir als Dritter, als Paartherapeutin, in dieser Situation? Ich fühle den Sog beider Menschen, die da vor mir sitzen, den Wunsch eines jeden, daß ich mich in ihn einfühle, ihm recht gebe: z.B. Partnerin A., daß sie dieses eine Mal nicht zurückgepfiffen werde in die alten Normen und Gewohnheiten, an die sie sich oft lange kritiklos immer wieder angepaßt hat; Partner B., daß ich ihm helfe, festzuhalten am Gewohnten, das er mit aufgebaut hat.

Ich kenne dieses Spannungsfeld zwischen festhalten am Gewohnten und aufbrechen zu Neuem gut genug, erlebe es in der eigenen Ehe in immer wieder neuen Variationen. Schon in der Kindheit war ich die Dritte in einem solchen Spannungsfeld. Harmlos war es, wenn meine Mutter wieder einmal die Möbel in der Stube umstellte und der Vater auf diese unnötige Veränderung mit Zorn reagierte, beängstigender bei gewichtigeren Entscheidungen. Gerade weil ich mich mit beiden Positionen, der des Festhaltenden und der des Loslassenden, identifiziere, kann ich das nicht tun, was bewußt oder unbewußt A und B in einer Paartherapie von mir erwarten; mich einseitig auf ihre oder seine Seite schlagen, auf die Seite des Bewahrens oder des Aufbruchs. – Vielleicht ist dieses Aushalten der Spannung durch einen Dritten das wichtigste Element im Entwicklungsprozeß von zwei Menschen. Der lange Atem des oder der Dritten, die Offenheit für die individuellen Anliegen beider Partner mag diese ermutigen, einmal nicht vorschnell einen Kompromiß zu schließen, sich nicht sofort anzupassen an die alte, leidbringende Situation, sondern sich in Ruhe zu fragen, will ich so oder anders leben; bleibe ich in dieser Beziehung, weil ich will oder weil ich muß, weil ich zum Beispiel Angst habe vor dem Alleinsein oder vor möglichen Schuldgefühlen über das Weggehen?

Gewohnheiten geben der Paarbildung einen Rahmen

Gewohnheiten in einer festen Bindung haben damit zu tun, daß für das Zusammenleben zweier Menschen über längere Zeit immer Regeln in Form zuverlässiger Vereinbarungen nötig sind, die anzeigen, was innerhalb der Beziehung akzeptiert ist und was nicht. Sie vermitteln Voraussehbarkeit und damit Sicherheit. Müßte man jede alltägliche Frage, jede Entscheidung immer wieder neu diskutieren, bliebe kaum mehr Energie für anderes, kein Raum für Spontaneität. Regeln werden zum Teil bewußt ausgehandelt, zum größten Teil jedoch durch Versuch und Irrtum erlernt. Sie haben meist etwas zu tun mit den dominanten Normen und Mythen über Liebe, Familie und Arbeit, aber auch mit der Rolle, die jeder Partner aus seiner *Herkunftsfamilie* in die neue Beziehung übernommen hat. Partner A übernimmt z. B. automatisch die Verantwortung für die Finanzen („weil es sich für einen Mann so gehört"), während Partnerin B zur Sozialministerin wird, die verantwortlich ist für das kulturelle und gesellschaftliche Leben des Paares. Gerade solche Regeln, die nie in

Worte gefaßt wurden, sondern auf alten Gewohnheiten und Annahmen beruhen, können Jahre oder Jahrzehnte nach einer Paarbildung oder Eheschließung durch ihre – vorerst meistens einseitige – Infragestellung zu Krisen führen.

Es ist normal und für die Paarbildung notwendig, daß sich unter
dem Zauber des Anfangs beide Partner einander anpassen, oft im
Übermaß, ohne dies als Anstrengung zu erleben. Es gehört auch zur
ersten Phase im Leben eines Paares, daß jeder zu verschmelzen versucht mit dem andern, oft auf eine Art, wie dies sonst nur in der
frühen Kindheit möglich ist, und sich dafür Geborgenheit und Zugehörigkeit erwirbt. Abgrenzung nach außen und damit Abwehr
von Informationen, die zur Auseinandersetzung zwingen würden,
ist in dieser ersten Phase der Paarbildung fast immer zu beobachten.
Normal, und in gewissem Maß unumgänglich, ist in der ersten Zeit
auch, daß jeder sich ein *Bild* macht vom andern, das oft mehr den
eigenen ungestillten Bedürfnissen als den Möglichkeiten des andern entspricht. Diese „Projektionen" können einerseits zu einem
kreativen Auseinandersetzungsprozeß zwischen Frau und Mann
führen, in welchem jeder bei sich Facetten erlebt, die bisher kaum
entwickelt waren. Sie können aber auch zur Überanpassung beider
an das Bild des andern führen aus Angst, man würde nicht mehr ge-
liebt, wenn man diesem Bild nicht entspräche. Ein Beispiel: Ein zu
Selbstzweifeln neigender Arzt fühlt sich von einer Kollegin angezo-
gen; er verliebt sich in ihre Mütterlichkeit und Tüchtigkeit, in
ihren Optimismus. Sie wiederum, die unsicher ist über ihre Qualitäten als Frau, verspricht sich Sicherheit und Dankbarkeit in einer
Beziehung, in der sie stützen und helfen kann. Der Mann in diesem
Beispiel zahlt den Preis für die Überanpassung an das „Bild", das die
Frau sich von ihm macht, in Form von wachsender Lethargie und
mangelnder Entwicklung von Eigenständigkeit. Die Frau bezahlt
ihre Überanpassung an das Bild der unermüdlichen Helferin durch
ihre Mißachtung eigener Bedürfnisse und durch ihre nie beendete
Aufgabe als mütterliche Versorgerin und Gehilfin.

Man könnte solche ungeschriebenen Gewohnheiten auch den
ungeschriebenen „Beziehungsvertrag" nennen, der ursprünglich
notwendig war, um sich überhaupt im gemeinsamen Leben zu
orientieren, und der vielleicht in seinem Kern den damaligen
Möglichkeiten und Wünschen beider Partner entsprach. Im Laufe
der individuellen Entwicklung tauchen jedoch ganz selbstverständ-

lich Informationen über bisher mißachtete oder ungelebte Facetten jeder Persönlichkeit auf: Der Mann in unserem Beispiel gesteht sich ein, daß er damals aus Angst, er könnte keine andere Frau finden, sein Bedürfnis nach Autonomie unterdrückt hat; die Frau entdckt ihre Sehnsucht, endlich ein eigenes Leben zu führen. Ob nun solche Information offen angenommen und der Beziehungsvertrag entsprechend erweitert wird oder ob alles Neue, Ungewohnte, vom einen oder anderen vehement bekämpft oder einfach ignoriert wird, entscheidet nicht nur über die Entwicklungsmöglichkeiten jedes einzelnen, sondern auch der Beziehung als Ganzheit. Mich erstaunt immer wieder zu erfahren, wie zwei Menschen Jahre vor Ausbruch einer Krise die „Zeichen an der Wand" sahen, ohne sich damit auseinanderzusetzen und ohne die gewohnten Bilder in Frage zu stellen. Je vehementer solche Information, solche Zeichen unterdrückt wurden, desto dramatischer ist meistens der Zusammenbruch eines oder beider Partner, wenn ihnen „die Schuppen von den Augen fallen" und sie auszusprechen wagen, was über Jahre tabu war. Desto wahrscheinlicher auch die Auflösung der Beziehung ...

Bedingungen für Wandel

Sowohl im eigenen Leben als in der Auseinandersetzung mit Paaren in Krise beschäftigt mich die Frage, unter welchen Bedingungen Wandel erfolgt, d. h. warum das eine Paar seinen „Beziehungsvertrag" immer wieder an neue Informationen und Entwicklungen anpaßt, während ein anderes starr daran festhält.

Es gibt so viele Erklärungen wie psychotherapeutische Schulen zu dieser Frage. In der klassischen Literatur über Paarbeziehungen, die allerdings noch sehr jung ist, überwiegen psychoanalytisch (Willi 1975 et. al.) oder lerntheoretisch (Stuart 1980 et. al.) orientierte Theorien. Sie erklären die Bereitschaft zu Veränderung resp. das Festhalten am Gewohnten vor allem anhand von individuellen Persönlichkeitsmerkmalen und Biographien resp. der Lerngeschichte jedes Partners, also den unbewußten Ängsten und Wünschen oder den erlernten Verhaltensweisen von Vermeidung und Überanpassung. Zweifellos tragen diese persönlichkeitsorientierten Erklärungen viel zum Verständnis der individuellen Tendenzen bei. Sie beschreiben aber wenig, wie es im Prozeß der Paarbildung, dieser Schaffung einer neuen „Ganzheit", die ja nicht nur als Addition zweier Individuen verstanden werden kann, zu Situationen kommt, die Entwicklung oder aber Stagnation bedingen.

Mit der Übertragung von Erkenntnissen der allgemeinen Systemtheorie von der Biologie auf Humansysteme (von Bertalanffy, 1968) tauchten Erklärungsmodelle auf, welche zu beobachten und ergründen helfen, unter welchen Bedingungen die existierende Ordnung in menschlichen Beziehungen verändert wird. Ich möchte aus der Literatur über die „Selbstorganisation" menschlicher Systeme hier nur *einen* Aspekt hervorheben, der mir für meine Frage nach Bedingungen für Wandel wichtig scheint. Es handelt sich um die Erkenntnis, daß Menschen für ihre individuelle und gemeinsame Entwicklung und ihren Umgang mit kritischen Lebensereignissen *Visionen* brauchen, sowohl unmittelbare wie künftige. In der Praxis fällt mir auf, daß Paare in Krise immer wieder berichten, daß sie sich entweder nie klare Informationen gaben über ihre individuellen Anliegen und Zukunftsvorstellungen und sich auch nie über gemeinsame Ziele auseinandersetzten, oder daß sie ihre ursprünglichen Ziele so lange unrevidiert ließen, bis diese bloß noch aus Annahmen oder Vorurteilen bestanden.

Das Thema der Zukunftsvorstellungen oder Visionen im menschlichen Zusammenleben erinnert mich an ein Spiel, das mein Vater in meiner Kindheit bei der gemeinsamen Arbeit oft mit uns spielte: es hieß „Luftschlösser bauen". Die Arbeit war oft monoton; wir hatten finanzielle Sorgen; Luftschlösser zu bauen kostete nichts, sondern half uns, die momentanen Einengungen zu ertragen und spielerisch in die Zukunft zu planen. Dieses Spiel schenkte der Familie, ohne daß wir es wußten, eine gemeinsame Richtung, gab uns Raum zum Experimentieren und Träumen – alles Dinge, die jedem einzelnen und der Familie als Ganzes in der Entwicklung halfen.

In der therapeutischen Arbeit mit Paaren und Familien habe ich seit Jahren das Wort „Vision" verwendet, was wohl etwas mit dieser Kindheitserfahrung zu tun hat, aber auch mit der Beobachtung, daß in festgefahrenen Beziehungen genau diese Dimension der Zukunft fehlt. Gerade durch ihre Unschärfe und ihre Offenheit für das Spielerische kann „Vision" zu Veränderungen in der Gegenwart ermutigen, anstatt – wie dies bei präzisen, verpflichtenden Zielen der Fall sein kann – diese zu blockieren.

In der systemischen Therapieliteratur gibt es den Begriff des „Feedforward", der die Entwürfe zukünftiger Möglichkeiten meint, die am besten jeder einzelne zuerst allein entwickelt und dann dem Partner oder der Partnerin erzählt. Feedforward bedeutet also, daß die Gegenwart nicht nur von der Vergangenheit, sondern ganz besonders von einer phantasierten Zukunft her gestaltet wird.

Der Unterschied zwischen den in der Zeit der Partnerwahl unvermeidbaren *Projektionen* und den *Visionen* liegt meines Erachtens darin, daß die ersten zu tun haben mit ungelebten oder unterentwickelten Facetten der eigenen Person, welche man überlebensgroß beim andern wahrnimmt oder ihm zuschiebt. Visionen hingegen – da sie auf Einfühlung, Phanatasie und gegenseitigen Informationen beruhen – scheinen anzuregen zur Entdeckung von realen eigenen Möglichkeiten wie auch solchen beim Partner, die jeder allein vielleicht nie wahrgenommen hätte. Im besten Fall wachsen zwei Menschen auf diese Art aneinander, wie sie es allein nicht könnten, und entwickeln sich als eigenständige Individuen unter einem gemeinsamen Dach. Ich bin überzeugt, daß beide Aspekte zu bestimmten Phasen der „normalen" Paarentwicklung gehören, die Projektionen wie die Visionen, wobei die Projektionen mit der Zeit über einen laufenden Dialog abgelöst werden zugunsten längerfristiger Lebensentwürfe. In meinem eigenen Leben betreffen diese Entwürfe mehr und mehr die Planung gemeinsamer Lebens- und Wohnformen im Alter.

Folgerungen für die Arbeit mit Paaren in kritischen Übergängen

Ich habe zu Anfang auf das Spannungsfeld zwischen Festhalten am Gewohnten und Loslassen zugunsten des Neuen hingewiesen, in welches ich als Dritte mit jedem Paar in kritischen Übergängen eintrete. Neben dem Aushalten dieser Spannung, der Ermutigung beider Partner, sich Zeit zu nehmen für die notwendigen Entscheidungen, arbeite ich in solchen Situationen immer auf zwei Ebenen:

* einerseits auf der Ebene der unmittelbaren, alltäglichen, kurzfristigen Anliegen beider Partner und den entsprechenden Vereinbarungen mit dem Ziel, wieder etwas mehr Voraussehbarkeit in eine

oft chaotische Situation zu bringen (Streßreduktion) und das Festhalten an ein paar bewährten Gewohnheiten zu unterstützen. Wandel geschieht leichter, wenn einige Aspekte konstant bleiben.

---

* andererseits auf der Ebene des „Feedforward", der Visionen, die in Zeiten des Umbruchs den Blick auf mögliche Wirklichkeiten erlauben, wie z. B. die Vorstellung: „Wie möchte ich an einem gewöhnlichen Werktag heute in fünf oder in zehn Jahren ungefähr leben", und noch keine präzisen Ziele beinhalten.

Beides, sowohl die unmittelbaren Vereinbarungen in der Gegenwart als das spielerische Entwerfen einer Zukunft mit oder ohne die Partnerin oder den Partner ergibt die notwendige Informationsbasis für die schließlich fälligen Entscheidungen. Die Gegenwart sollte also nicht nur von der Vergangenheit (mit ihren unerledigten Geschichten) her, sondern ganz besonders von einer phantasierten Zukunft her gestaltet und verändert werden.

Literaturhinweise

von Bertalanffy, Ludwig (1968): General System Theory. Foundations, Development, Applications, George Braziller, New York
Stuart, Richard B. (1980): Helping Couples Change. A Social Learning Approach to Marital Therapy. The Guilford Press, New York
Willi, Jürg (1975): Die Zweierbeziehung. Rowohlt, Reinbek bei Hamburg

Kapitel 4

Nach der Krise
Chancen neuer Lebensentwürfe

Schon lange hat mich die Frage bewegt, wie Paare, die in den letzten 15 Jahren bei mir in Therapie waren, sich seither entwickelt haben. Vor einiger Zeit habe ich darum an rund drei Dutzend von ihnen Fragebogen verschickt, die sie zum Erzählen ihrer Geschichten einluden. Von 37 haben mir 33 Paare geantwortet, Frauen und Männer einzeln. Vier Fünftel der Antwortenden lebten noch zusammen, ein Fünftel waren getrennt oder geschieden. Das Thema der *Wirksamkeit* von Paartherapie habe ich indirekt mit der Frage angesprochen: „Was würden Sie anderen Paaren in ähnlicher Lage empfehlen?" Die meisten Befragten machten anschließend Gebrauch von meinem Angebot zu einem Gespräch, einzeln oder gemeinsam. Aus der Fülle der Antworten will ich nun zwei Themenbereiche hervorheben:

1) Den *äußeren Rahmen* vielfältiger Lebensformen von Paaren im sozialen Wandel der letzten Jahrzehnte, und was für Erfahrungen die Befragten damit gemacht haben.
2) Die Frage, wie Frauen und Männer den *inneren Raum* ihrer Beziehung gestalten. Das heißt, wie ihre individuellen und ihre gemeinsamen Geschichten als Leitmotive ihren Paartanz prägten, und besonders, wie sie durch Krisen eine neue Balance ihrer widersprüchlichen Sehnsüchte nach Geborgenheit und Autonomie, „Wurzeln und Flügeln" fanden; ein Widerspruch übrigens, der zu jeder Paarbeziehung gehört.

Im Rahmen eines Menschenbildes, das als systemisch-konstruktivistisch bezeichnet werden kann, möchte ich kurz mein Verständnis von *Paarkrisen* skizzieren. Ich verstehe Krisen grundsätzlich als nützliche Vorboten von fälligem Wandel, nicht als Quittung für falsch gelebtes Leben. Jede Paarkrise ist in dieser Sicht eine Möglichkeit, überholte Leitmotive, nach denen zwei Menschen ihr bisheriges Leben gestaltet haben, zu erkennen und in Frage zu stellen. Das setzt voraus, daß sie sich ihre Varianten der individuellen und gemeinsamen Geschichte erzählen sowie auf die Visionen ihrer Partnerwahl zurückgreifen. Es bedeutet, von ihren leidbringenden Zuschreibungen und Aufträgen Abschied zu nehmen und alternative Möglichkeiten zu beleben, wie sie in jeder Biographie und in jeder Liebesgeschichte ebenfalls angelegt sind. Das bisher Fraglose in Frage zu stellen, erlaubt Frau und Mann aber auch, Türen zu öffnen auf bisher unbekanntes Land und dafür Szenarien entwerfen, welche im besten Fall reichere Varianten enthalten als die bisherigen. Manchmal bewährt es sich auch, daß sie zuerst neue Schritte im alltäglichen Zusammenleben erproben und dann erst Visionen für die Zukunft entwickeln. Paartherapie verstehe ich als gute Möglichkeit, einen solchen Prozeß zu begleiten, der Vergangenheit, Gegenwart und Zukunft miteinander verknüpft.

Die Menschen, die mir Auskunft gaben, gehörten zur Generation der 35- bis 50jährigen, welche auffallend häufig Paartherapie beansprucht. Sie sind an Mittelschichtwerten orientiert, selbst wenn sie soziologisch gesehen noch nicht oder nicht mehr dazu gehören. Auf unterschiedliche Weise sind sie berührt worden vom gesellschaftlichen Individualisierungsprozeß der letzten Jahrzehnte mit all seinen Widersprüchen. Auf der einen Seite schlagen die Leitbilder der 50er Jahre in ihren Biographien durch, denn die meisten haben in ihrer Kindheit die Ideale des sogenannten goldenen Zeitalters der Familie mit offiziellem Patriarchat und heimlichem Matriarchat mitbekommen. Die prägenden Lehrbücher, auch von Medizin, Psychologie und Psychotherapie, reproduzieren diese Familienbilder ja bis zum heutigen Tag. Im *Kontrast* dazu erlebten die befragten Frauen und Männer die Gegenwelt der 68er Generation, welche ihre Vorstellungen von Liebe, Sexualität und Elternschaft oft kaleidoskopartig durcheinandergeschüttelt hat. Das zu dieser Gegenwelt gehörige neoromantische Beziehungsideal des „großen Paares", dessen alleinige Existenzbasis ewige Verliebtheit und Leidenschaft ist, hat für viele Angehörige dieser Generation als *Tyrannei der Intimität* neue Zwänge geschaffen, wie sie im bekannten Satz deutlich werden: „Sag nicht immer man, sag ich!" Das Gebot der offenen Kommunikation bis zum bitteren Ende stellt einen solchen Zwang dar. Unter dem neuen Anspruch an Glück in einer offenen, freien Paarbeziehung lebte jedoch die alte Sehnsucht nach Verbindlichkeit und Sicherheit kräftig weiter. Verwirrung wurde damit zur alltäglichen Erfahrung.

Ich möchte nun die Sonnen- und Schattenseiten von sechs Paarkonstellationen schildern, die ich aus meiner Befragung herauskristallisierte. Es handelt sich nicht um die üblichen psychologischen Klassifizierungsmodelle, denn dasselbe Paar kann im Laufe seiner Geschichte in unterschiedlichen Konstellationen leben. Die skizzierten Paarkonstellationen sind auch nicht an individueller oder gemeinsamer Psychopathologie orientiert. Mich interessierten viel mehr die darin eingebauten Möglichkeiten und Grenzen und besonders die Ressourcen, auf welche die Befragten bei ihrer Alltagsbewältigung zurückgriffen.

Traditionelle Paarkonstellationen:
– Aus zwei werden drei: Der „Babyschock" und seine Folgen;
– Familien-Versorgungs-Ehe;
– Aufbrüche in und nach der Lebensmitte der „Familien-Ehe".

Rund 60 Prozent der Paare, die mir ihre Erfahrungen erzählt haben, lebten in der Lebensform einer *Familien- oder Versorgungs-Ehe*. Der Mann ist dabei zuständig für den Außenbereich, die Frau für den Innenbereich, selbst dort, wo sie mit einem Fuß im Beruf bleibt. In einer Welt, deren Strukturen sich immer noch weitgehend auf diese Lebensform stützen, bewährt sie sich meistens in den ersten Jahren mit kleinen Kindern. Allerdings wird in dieser Phase die Paarbeziehung oft unmerklich in zwei Welten gespalten. *Ihre Ehe ist nicht seine Ehe:* Der Frau gehört die Familienwelt, dem Mann die Außenwelt, und beide bemessen die Zuneigung für einander an dem, was sie für ihre Familie tun. Die Kinder stehen dabei im Mittelpunkt.

Fast alle Paare in dieser Gruppe erlebten die Zeit um die Geburt des ersten und vor allem des zweiten Kindes als schmerzliche Zäsur ihrer bisherigen Geschichte. Bei späteren Krisen – oft viele Jahre später! – hat sich diese Zäsur manchmal in der Form von unerledigten Geschichten gezeigt, welche die gemeinsame Entwicklung blockierten. Die Antworten der Befragten verwiesen auf zwei typische, unterschiedliche Gefühlslagen der Geschlechter: Bei den Frauen fand ich häufig einen über Jahre angestauten *heimlichen Groll auf ihre emotional und oft auch real abwesenden Partner;* bei den Männern chronische, aber nie geäußerte *Schuldgefühle gegenüber ihrer Partnerin und ihren Kindern. Die Frau* nimmt ihm übel, daß er sie damals mit der Erfahrung des „Babyschocks" und später mit den heranwachsenden Kindern alleinließ und sich selbstverständlich in seiner Welt von Beruf und Hobbies einrichtete – ausgerechnet, als sie ihn am meisten gebraucht hätte ... Für die Frau verändert sich ja in dieser Lebensform durch die Kinder alles – für den Mann äußerlich meistens wenig, weil er von den Strukturen der Arbeitswelt festgehalten wird oder sich festhalten läßt. Die überhöhten Mütterlichkeitsmythen aus der Nachkriegspsychologie mit ihrer Kehrseite der Mütterbeschuldigung für alles, was nicht rund läuft, stehen im krassen Widerspruch zu der Isolationserfahrung junger Mütter. *Der Mann* fühlt sich zwar seiner Frau gegenüber hilflos und schuldig, wenn er ihr gequältes Gesicht sieht, aber oft auch wütend, wenn er beobachtet, wie wenig sie seinen Kampf um die materielle Sicherheit der Familie honoriert. Weil er jedoch im Lauf seiner Entwicklung gelernt hat, Gefühle von Schuld und Hilflosigkeit für sich zu behalten – aus Angst vor Liebes- und Prestigeverlust –, kapselt er sich emotional nun erst recht von seiner Partnerin ab. Meistens trägt die Frau ihm ihre Gefühle von Sehnsucht wie auch von Verletzungen eine Zeitlang nach und faßt sie in Worte, bittend, herausfordernd und schließlich anklagend. Wenn sie mit dem Satz „Wo bist du schon wieder mit deinen Gedanken" jedoch ständig an dem abprallt, was ein Mann in der Befragung als seine emotionale „Teflonschicht" bezeichnete, die in seiner technisierten Arbeitswelt nötig sei und ihm dort als Schutz diene, erwartet die Frau irgendwann gar nichts mehr von ihm. Sie sucht Ersatz bei den Kindern, ihren Freundinnen und vielleicht bei ihrer Herkunftsfamilie. Der Mann lebt dann sein Leben erst recht für sich allein und sucht Bestätigung dort, wo er sie findet – in der Arbeit, den Männerbünden und manchmal in heimlichen Affären. Für die Familie wird er damit zum Außenseiter und Fremdling. *Er* vermeidet die Nähe zu seiner Frau, weil er ihre Schuldzuweisung fürchtet – vielleicht wie damals als hilfloser Sohn einer unglücklichen Mutter. *Sie* vermeidet die Nähe zu ihrem Mann, weil sie ihm grollt, wie sie vielleicht als Kind ihrem distanzierten Vater gegrollt hat. Von emotionaler Intimität und sexueller Lust zwischen den beiden ist kaum mehr die Rede. Der Paardialog ist dann manchmal geprägt von ihren resignierten Bemerkungen und seinen angestrengten Versicherungen, daß doch alles nur halb so schlimm sei, was die Frau in Rage bringt, worauf der Mann sich erst recht zurückzieht. Wenn die Kinder älter werden und ihr Einfluß auf die Elternbeziehung wegfällt, der diese trotz oder wegen der Sorgen mit ihnen stabilisiert hatte, bricht nicht selten das bisherige Arrangement zusammen. Spätestens wenn die Kinder ausziehen, kassieren ihre Eltern die Quittung dafür, daß sie die Paarbeziehung in der Familie und der Arbeitswelt „verschwimmen" ließen und die vielen Zeichen von emotionaler Distanz, von Groll und Schuldgefühlen immer wieder weggesteckt haben.

Wenn solche Zeichen in der Krise der Lebensmitte oder im besten Fall schon früher entziffert werden, können sie fast immer als Sehnsucht nach den ursprünglichen Visionen verstanden werden, welche eine Frau und ein Mann für ihr eigenes und das gemeinsame Leben hatten. Kleine, aber bedeutsame Schritte sowohl im individuellen Leben als im gemeinsamen „Tanz" wecken vielleicht wieder Neugier aufeinander – eine gute Möglichkeit für das Wiedererwachen von Leidenschaft. Das setzt allerdings voraus, daß die beiden bereit sind, einander ihre unterschiedlichen Varianten derselben Geschichte zu erzählen, einander respektvoll zuzuhören, neue Szenarien für alte Träume zu entwickeln und von Verletzungen Abschied zu nehmen, die oft weit zurückliegen. Aus der Krise kann im besten Fall mit der Zeit eine Verbindung von zwei eigenständigen, gleichberechtigten Menschen entstehen, die weit über die mittleren Jahre hinaus Früchte trägt. Erstaunlich viele der befragten Paare haben auf dem Weg ins Alter eine neue Balance zwischen *Geborgenheit im Wir und Ich-bezogener Leidenschaft, zwischen „Wurzeln und Flügeln", gefunden.*

Allerdings gehörte zum Auftauchen aus der Familienphase bei etlichen Paaren die Erfahrung, daß beim einen oder anderen keine Energie mehr da war für einen Neuanfang. Was sie nach außen sicher oder reich gemacht hatte, hat sie nach innen ausgehöhlt. Die *Männer* in dieser Lage neigten dazu, sich rasch mit einer jüngeren Frau wieder in eine Beziehung einzulassen, die im Gegensatz zu der bisherigen Lebensform der Familienehe als „patriarchale Romanze" bezeichnet werden kann. Sie wiederholten dabei häufig mit neuer Besetzung das alte Spiel, welches sie in der ersten Phase der Verliebtheit, noch vor der Geburt des ersten Kindes, mit der nun geschiedenen Partnerin gelebt hatten: eine Vater-Tochter-Beziehung anstelle der später gelebten Mutter-Sohn-Konstellation. Aber auch die *Frauen* in diesem traditionellen Modell breiten, wie meine Untersuchung zeigt, nach der Kinderphase immer häufiger die Flügel aus und holen ungelebtes Leben im Beruf und manchmal in Außenbeziehungen nach. Sehr oft tun sie dies genau zu der Zeit, da ihre Männer genug haben vom Fliegen in der dünnen Höhenluft des Berufs und sich nach Häuslichkeit sehnen. Die Frage „Wo bist du schon wieder mit deinen Gedanken?" ist nun die Frage des Mannes. Jene Frauen, die sich in dieser Lebensphase zur Trennung entschieden, waren allerdings seltener motiviert durch eine neue Beziehung. Wichtiger war ihnen die Erkenntnis, daß sie sich in der bisherigen Konstellation fraglos in die Rolle der versorgenden Mutter von Mann und Kindern eingelassen und ihr die eigene Entwicklung geopfert hatten. Erstaunlich übrigens, wie gut das „Fliegen" den antwortenden Frauen auch weit über die Lebensmitte hinaus bekommt – selbst wenn dabei ihre Sehnsucht nach der Geborgenheit in einer Zweierbeziehung für immer ungestillt bleibt.

Progressive Paarkonstellationen:
– Offene Zweierbeziehung: Moratorium des Nicht-Übergangs;
– Das Dreiphasenmodell: Kinder und Beruf in Phasen;
– Doppelkarriere: Kinder und Beruf gleichzeitig.

Die sogenannten *progressiven Lebensformen,* wie sie in meiner Praxis und der Befragung zu etwa 40 Prozent vorkommen, sind geprägt von zwei typischen Entwicklungen: zum einen durch „unendliche Offenheit" sowie das „Prinzip der Nicht-Entscheidung" in der Konstellation der offenen Zweierbeziehung; zum anderen durch das meist ungewollte Kippen in eine traditionelle Rollenverteilung beim sogenannten Dreiphasen- und dem Doppelkarriere-Modell.

Beim *Modell der offenen Zweierbeziehung* haben beide das bewußte oder unbewußte Anliegen, sich nicht oder nicht zu früh verbindlich aufeinander einzulassen. Es bewährte sich für die meisten befragten Frauen und Männer in den ersten Jahren. Beide konnten die Vorstellung von Unabhängigkeit bewahren und dafür ihre berufliche Entwicklung vorantreiben. Sie lebten in einem Moratorium des Nicht-Übergangs, mit dem sie auch die Ablösung vom Elternhaus hinauszögern konnten. Notwendige Diskussionen über „heiße" Themen wie Kinder, Finanzen, Außenbeziehungen sowie die Verteilung von Gütern, Rechten und Pflichten wurden fast immer auf die lange Bank geschoben. Weil aber die biologische Uhr für die Frauen rascher tickt als für die Männer, waren bei dieser Gruppe häufig sie es, die nach Jahren einer offenen Zweierbeziehung den Wunsch nach Verbindlichkeit und Kindern äußerten – direkt oder indirekt, manchmal, indem sie „ungeplant" schwanger wurden. Nicht selten wurde durch die Kinderfrage die Frage nach der Verbindlichkeit der Paarbeziehung zum ersten Mal explizit gestellt. Es überrascht darum nicht, daß mir mehrere Paare in dieser Gruppe erzählten, daß sie ihre Beziehung kurz nach der Geburt eines Kindes und/oder nach einer doch noch erfolgten Heirat abgebrochen haben. Die Frage, ob ein Paar zusammenbleibt, weil es das will oder einfach, weil es sich aneinander gewöhnt hat oder weil die Gebärfähigkeit der Frau abnimmt, wurde von einigen erst nach einer unfreiwilligen Entscheidung wirklich beantwortet. Das Privileg progressiver Paare in der Konstellation der offenen Zweierbeziehung, während Jahren nicht wählen und sich zu nichts entscheiden zu müssen, wurde ihnen manchmal zur leidvollen Erfahrung von Grenzen und Zwängen, die sie mit der Wahl einer offenen Lebensform bewußt hatten vermeiden wollen.

Bei den Konstellationen des *Dreiphasenmodells* und der *Doppelkarrieren mit Kindern* beschrieben die Befragten immer wieder ihr unbemerktes Kippen in eine traditionelle Rollenverteilung. Deutlich wurde mir besonders bei diesen Lebensformen die Verstrickung der Paarwelt mit der Welt von Arbeit und Gesellschaft – also des Persönlichen mit dem Politischen. Wenn ein Mann und eine Frau, die gerne in ihrem Beruf arbeiten und sich ein Stück weit über diesen definieren, Kinder möchten, ist der Bruch in der Laufbahn der *Frau* fast immer programmiert. Das Leitbild traditioneller Ehen, wonach seine Arbeit wichtiger ist als ihre, wird auch in progressiven Formen durch die real existierenden ungleichen Aufstiegsmöglichkeiten, durch unflexible Arbeitszeiten und die ungleiche Entlohnung von Mann und Frau reproduziert. Bewußt oder unbewußt gerieten die Frauen in meiner Untersuchung dadurch in das Dilemma, entweder ihr Eigenes aufzugeben und ihrem Mann in traditioneller Manier den Rücken freizuhalten, damit er seine Laufbahn verfolgen konnte, oder aber eine doppelte Arbeitsschicht zu leisten. Das hieß für sie, neben der Berufsarbeit zum größten Teil auch für die Familienarbeit verantwortlich zu sein. Für ihn blieb dabei das „Leben am Stück" erhalten, für sie wurde das Leben zum „Stückwerk" voll atemloser Gleichzeitigkeit. Daß besonders die *Frauen* in dieser Situation über Gefühle von Selbst- und Fremdausbeutung und von permanenter Erschöpfung erzählten, ist für viele von Ihnen, liebe Leser und Leserinnen, nichts Neues. Und daß die erlernte weibliche Tendenz zur Selbstbestrafung für ungelebtes Leben wie auch die unausgesprochenen Schuldgefühle der Männer eine Paarbeziehung vergiften können, wissen viele von Ihnen wohl ebenso aus eigener Erfahrung. Auch bei bewußter, *gemeinsamer Auseinandersetzung* mit dem Dilemma Liebe, Arbeit und Familie ist es den Paaren in den progressiven Lebensformen nur mit größter individueller Anstrengung gelungen, die Balance zwischen diesen Welten immer wieder neu zu finden. Eine solche Anstrengung hat aber bei einigen auf der Ebene des Alltags zu einer „Abnützungsschlacht" geführt, bei welcher oft über Jahre jede Minute verplant war. Zwar schenkten sie ihren Kindern die letzten Tropfen von Liebe und Energie, aber für Spontaneität und lustvolles Sich-fallen-lassen als Geliebte blieb ihnen kaum mehr Raum. Wenn beim einen oder beiden dazu ein Hang zu Perfektionismus und – als ehemaliges Musterkind – zu narzißtischem Überfunktionieren kam, wurde manchmal die Beziehung von zwei besonders lebendigen, vielseitig begabten Menschen derart ausgehöhlt, daß der Mann oder die Frau einen Raum für sich selber nur noch in einer Trennung zu finden glaubten. Manchmal suchten sie auch Ersatz für verlorengegangene Träume und Leidenschaft in einer Außenbeziehung. Die Bitterkeit des verlassenen „Mitkämpfers" oder der „Mitkämpferin" war dabei oft überwältigend – zumindest solange, bis die erfahrene Untreue als mögliche Treue zum individuellen wie auch zum gemeinsamen Lebensentwurf verstanden und in notwendige Veränderungen im gemeinsamen Alltag übersetzt werden konnte. Das war übrigens bei mehr Paaren möglich, als ich erwartet hatte, und mag auch mit meiner persönlichen Einstellung zum Thema von Untreue als Versuch von Treue zum ursprünglichen Lebensentwurf statt als Desaster und notwendiges Ende einer Liebesbeziehung zu tun haben.

Erstaunlich fand ich, mit welcher Energie die Frauen und Männer in meiner Befragung gerade in den progressiven Lebensformen des Dreiphasen- und des Doppelkarriere-Modells sich den eingebauten Konflikten stellten und deren Vernetzung mit gesellschaftlichen Bedingungen erkannt haben, statt sie bloß einander in die Schuhe zu schieben. Viele, denen es inzwischen trotz Krisen gelungen ist, die Durststrecke der ersten Jahre mit Kleinkindern und Beruf durchzustehen, erzählten mir von einem späteren Reichtum an persönlichen und beruflichen Entwicklungen sowie einer Lebendigkeit als Paar, welche ihre Mühe gelohnt habe. Aber ich kann es nicht deutlich genug sagen: Es sind die seelisch, körperlich und bildungsmäßig einigermaßen Privilegierten, welche solch unausweichliche Durststrecken heil überstehen. Wer nicht bereits über solche Privilegien verfügte, litt so sehr unter der mit der Doppelbelastung verbundenen „Abnützungsschlacht", daß sie häufig zugunsten einer traditionellen Rollenverteilung abgebrochen wurde oder die Ehe in Scheidung endete. In den allermeisten Fällen zahlte dabei die Frau *beruflich* den höheren Preis als der Mann für ihre Kompensation der gesellschaftlichen Mängel. Andererseits erzählten mir ausnahmslos alle geschiedenen Männer vom schmerzlichen *Verlust ihrer Kinder*, die von ihnen oft als die wichtigsten Menschen im Leben beschrieben wurden. Aus all dem folgere ich: Wenn auf der einen Seite die gerechten Bildungschancen junger Frauen ausgebaut werden, wie das in den letzten Jahrzehnten zum Glück endlich geschehen ist, werden Gemeinwesen und Wirtschaft (also wir alle) in Zukunft in ganz anderer Weise als bisher dafür sorgen müssen, daß die von den meisten Paaren gewünschte Verbindung von Familie und Beruf nicht mehr zu unmenschlich streßreichen Durststrecken und damit zum Zerbrechen von Ehen und Familien führt.

Lassen Sie mich im letzten Teil dieses Kapitels die Frage aufwerfen, wie Paare ihren *inneren Raum* als Folge der beschriebenen Krisen neu gestalten können. Menschen sind ja nicht einfach Opfer gesellschaftlicher Prozesse, sondern immer ein Stück weit auch Mitgestalter, besonders eines eigenes Raumes. Indem sie ihre eigenen Stimmen erkennen und darüber erzählen, schaffen sie innere Landschaften, welche auf die äußeren zurückwirken. Zwei Fragen haben mich in bezug auf diese inneren Räume von Individuen und Paaren besonders interessiert:

1) Wie Paare in Therapie ermutigt werden können, auf die ursprünglichen Visionen ihrer Partnerwahl zurückzugreifen, welche ihnen als Schatzkammern an Phantasie und intuitivem Wissen über sich selber und die Partnerin oder den Partner alternative Perspektiven eröffnen.

2) Wie Frauen und Männer sich durch Paarkrisen verabschieden können von einengenden kulturellen Rollenbildern sowie von Aufträgen oder Zuschreibungen aus ihrer persönlichen Biographie, denen sie bisher blind gefolgt sind. Ich nenne das die Chance eines „zweiten Ablösungsprozesses". Aus diesem Ablösungsprozeß ergab sich bei vielen Paaren, daß sie den widersprüchlichen Tanz zwischen ihrer Sehnsucht nach verbindlicher Geborgenheit und nach erregender Leidenschaft neu balancieren lernten.

Ich möchte ein paar Erfahrungen zum *zweiten Thema* mit Ihnen teilen, also der Frage, wie die Pole Leidenschaft *und* Geborgenheit in einer Paarbeziehung immer wieder neu balanciert werden können. Weder die patriarchalen Leitbilder der 50er Jahre, wonach Lust und Verbindlichkeit nicht zusammen passen, noch die neoromantischen der 68er Jahre, welche ewige Verliebtheit und Lust über Verbindlichkeit stellen, sind uns da eine Hilfe. Bei der Lebensform der Familien- oder Versorgungsehe, welche die meisten Paare einholt, sobald sie Kinder bekommen, steht notwendigerweise die Sehnsucht nach Sicherheit und Geborgenheit eine Zeitlang im Mittelpunkt. Damit ist jedoch immer die Gefahr verbunden, daß die hergebrachten Verhältnisse wiederholt werden: Ihm wird die Lust der Einflußnahme und die Last der Arbeit in der Welt draußen zugeschrieben, ihr die mütterlich-dienende Gestaltung von Intimität drinnen mit der heimlichen Sehnsucht nach einem Raum für sich selber. Die Spaltung in *seine* Welt und *ihre* Welt, *seine* Liebe und *ihre* Liebe, spiegelt sich bis ins Innerste der Paarbeziehung in Form von unterschiedlichen männlichen und weiblichen Sprachregulierungen und ungleichen Einflußmöglichkeiten. Wo solche Unterschiede zugunsten von Harmonie um jeden Preis verwischt werden, lauert immer die Gefahr der Domestizierung von Lust und Leidenschaft. Die Träume von Frau und Mann werden der Häuslichkeit geopfert, das Fremde aneinander kolonialisiert. Das ehemalige Liebespaar verschwimmt schließlich in der Familie. Fast unbemerkt läßt sich der Mann wie ein Sohn von der Frau versorgen, um auf der Bühne des Lebens umso kräftiger aufzutreten, während sie sich in materiellen Dingen wie eine von ihm abhängige Tochter fühlt und verhält. Eltern-Kind-Verhältnisse lassen sich aber schlecht vereinbaren mit der Leidenschaft erwachsener Liebespartner. Versorgen und versorgt werden ist schön, aber nicht gleichbedeutent mit Lust und Intimität, und im Treibhaus der Sicherheit verkommt die lange Weile der Sicherheit leicht zur Langweil. Eine erwachsene Sexualität fanden Paare in dieser Gruppe häufig erst wieder, als sie sich durch Krisen im wörtlichen Sinne auseinander setzten und ihr Eigenes wieder beanspruchen lernten, um sich sozusagen als Fremde wieder neu zu begegnen.

Leidenschaft und die dazugehörige Ich-Nähe ist als Teil von Bindung nur bei gleichgestellten Partnern möglich, davon haben mich die eigenen Erfahrungen wie auch jene der befragten Frauen und Männer überzeugt. Das bedeutet dennoch nicht, daß Ich-Nähe und Leidenschaft die gelegentliche Übernahme der Eltern- und Kinderrolle ausschließt. Solange das Spiel von groß und klein, stark und schwach zwischen Liebenden flexibel bleibt und aus ihrer Verwurzelung in der eigenen Welt genährt wird, scheint es eine gute Basis für eine leidenschaftliche und gleichzeitig verbindliche Beziehung zu sein. Es geht dabei, auch das wurde mir deutlich, nie bloß um das Reden über Gefühle, sondern um ihre Verankerung im alltäglichen Tun und in der fairen Verteilung von individuellen Privilegien und Aufgaben. Sowohl die Lust wie auch die lange Weile von Verbindlichkeit leben offenbar wesentlich von einer humorvollen, unperfekten Improvisation des Alltags, nicht vom Reden über die großen Gefühle.

Literaturhinweise

Burkhart, G./Kohli, M. (1991): Liebe, Ehe, Elternschaft. Piper, München
Hochschild, A. (1990): Der 48 Stundentag. Paul Zsolnay, Wien/Darmstadt
Kantor, D./Okun, B. F. (1989): Intimate Environments. Sex, Intimacy and Gender in Families. Guilford Press, New York
Walters, M. et al. (1991): Unsichtbare Schlingen. Klett-Cotta, Stuttgart
Welter-Enderlin, R. (1992): Paare – Leidenschaft und lange Weile. Piper, München
Welter-Enderlin, R. (1990): Jeder ist seines Glückes Schmied. In: Frauenleben heute. Beltz, Weinheim Basel

Kapitel 5

Die vielen Lebens- und Sinnwelten
Systemtherapeutische Möglichkeiten
im Wertewandel

In diesem Kapitel will ich der Frage nachgehen, was Zeitströmungen in Theoriebildung und Alltag der systemischen Praxis bedeuten. Es geht mir dabei um den sogenannten Wertewandel und die Anbindung der dominanten Therapietheorien an den Geist der Postmoderne, die ich mit der Frage verbinde, was daran für Klientinnen und Klienten nützlich oder weniger nützlich ist.

Vorerst eine Klärung zum Begriff „Postmoderne". Im Band „Systemische Praxis und Postmoderne" (Schweitzer, Retzer, Fischer 1992) suche ich vergeblich nach einer einschlägigen Begriffsdefinition. „Das Ende der großen Entwürfe", dessen Beiträge hier zusammengefaßt sind, sei mit dem Abschied vom Glauben an „die Wahrheit" oder an „das Richtige" verbunden, schreiben die Herausgeber (S. 10). An die Stelle der Wahrheit trete die Lust an der Vielfalt sowie Skepsis gegenüber technischer Planung und Steuerung, gegenüber Experten und ihrem Wissen. Daß mit dieser Lust an der Vielfalt auch Ängste verbunden sind, zum Beispiel vor Auflösung bestehender Ordnungen, vor Chaos und zwischenmenschlicher Unverbundenheit, vermerken die Herausgeber höchstens am Rand. Mit der janusköpfigen Gestalt des postmodernen Geistes, das heißt mit seiner radikalen Offenheit für die Vielfalt des Lebens einerseits und seiner Schattenseite von Orientierungslosigkeit und Verwirrung andererseits, will ich mich hier beschäftigen.

Ich beziehe mich konkret auf die seit etwa 15 Jahren beobachtete Faszination des systemischen Feldes mit Epistemologien und ihren Metaphern, die auf radikale Subjektivität des Erkennens und auf die Eröffnung individueller Wahlmöglichkeiten in der *Neubeschreibung* von kritischen Lebenssituationen gerichtet sind. Daraus – so die Annahme – resultiere problemlösendes Verhalten. Die diesem Ansatz zugrundeliegenden theoretischen Prämissen entstammen einer radikal-konstruktivistischen Erkenntnistheorie („es gibt eine Welt nur, weil ich sie beschreibe"), die sich auf eine bestimmte Variante von Neurobiologie bezieht, welche von Autoren wie Maturana und Varela vertreten wird. Die entsprechende Sichtweise bzw. Epistemologie tendiert dazu, Menschen als alleinige Erzeuger ihrer Wirklichkeit radikal zu individualisieren. Eine an dieses Menschenbild angekoppelte soziologische Epistemologie (wie sie zum Beispiel von Luhmann vertreten wird) entwirft Menschen als Kommunikationsträger in sozialen Systemen, deren individuelle Motivationen bedeutungslos bzw. in einer Blackbox verschlossen sind. („In meinem System gibt es keine Individuen", um Luhman zu paraphrasieren.)[1]

Die Gleichzeitigkeit und Widersprüchlichkeit in der Über- bzw. Unterindividualisierung des Menschen, wie sie in diesen Epistemologien enthalten sind, wird meines Erachtens in unserem Feld bisher erst am Rande thematisiert, zum Beispiel durch Levold (1995). Die Entwicklung der zu diesen philosophischen und wissenschaftlichen Grundlagen passenden *Therapietheorien*, wie sie z. B. in Anlehnung an Goolishian und Anderson (1988) entwickelt worden sind, mit ihrem Hauptanliegen, über sprachliche Mittel („Konversation") vielfältige Bedeutungen von Ereignissen und Lösungsmöglichkeiten zu eröffnen, paßt gut zum Geist der Postmoderne und ihren Widersprüchen. Während einerseits Individualisierung angestrebt wird durch die Eröffnung von passenden alternativen Bedeutungs- und Handlungsmöglichkeiten, beruht anderseits der therapeutische Prozeß auf merkwürdig unterindividualisierten, vorgestanzten Fragen und Redewendungen, wie ich sie landauf und landab in immer wieder gleicher Form bei „lösungsorientierten" Kolleginnen und Kollegen höre, die sich dafür z. B. auf de Shazer (1988) beziehen. Radikale Individualisierungsanliegen also im Kontext normierter Ausdrucksweisen? Auch dieser Widerspruch paßt zum Zeitgeist der Postmoderne, wenn wir uns zum Beispiel die weltweit uniforme Jeansmode oder die normierten Beziehungs-Worthülsen in unseren Breitengraden („einen wunderschönen guten Morgen" z. B., oder „Küßchen tschüss"), welche Individualität vorgaukeln, in Erinnerung rufen.

Das zur Zeit modische „Lösungsfieber" in der Praxis systemischer Therapie schließt also nahtlos an den skizzierten Widerspruch

---

[1] Vor-kognitive Verhaltenspsychologen wie zum Beispiel Skinner haben bereits diese Sichtweise vertreten.

71

an: einerseits mit dem Anspruch auf den einmaligen, raschen und überraschenden „Dreh", um nochmals de Shazer (op. cit.) zu erwähnen, und anderseits an den Trend, mit uniformen, von der historisch bedingten Einmaligkeit eines Klientensystems abgekoppelten Fragen und Redewendungen Wandel zu bewirken. Die in den entsprechenden therapeutischen „Drehbüchern" enthaltene Annahme, daß sich Lösungen vorwiegend mittels sprachlicher Reorganisation erzeugen lassen, normiert Menschen insofern, als das Einmalige ihrer biologisch, historisch, sozio-kulturell und geschlechtsbedingten Erfahrung kaum thematisiert wird, und daß die Unterschiede ihrer Lebensbedingungen ignoriert werden. Diese Anbindung einer bestimmten Marke systemischer Therapietheorien an den Zeitgeist von Individualismus und Machbarkeit von Wandel öffnet, so meine ich, mögliche Blicke auf die Vielfalt von Wahlmöglichkeiten. Aber sie unterstützt Menschen wenig darin, an das *anzuknüpfen*, was an Ressourcen, aber auch an Abgründen in den Lebens- und Bedeutungswelten ihrer einmaligen Geschichte als Frau, als Mann oder als Familie vorhanden ist. Außerdem genügt es oft nicht, im therapeutischen Prozeß Klientinnen und Klienten bloß Vielheit anzubieten, wenn sie Einheit und Sicherheit brauchen, bevor sie Neues wagen.

Mein Anliegen ist also, in diesem Kapitel aufzuzeigen, wie ein therapeutisches Verständnis von der Einmaligkeit von Menschen im Rahmen ihrer bio-psychosozialen und historisch gewachsenen Lebens- und Bedeutungswelten, welches sowohl über kognitive als über affektive Kommunikation hergestellt wird, den zitierten Widerspruch von Unter- und Überindividualisierung auflöst.

Statt nach weiteren sozialwissenschaftlichen Definitionen zum janusköpfigen Geist der Postmoderne zu suchen, lasse ich im folgenden einen „postmodernen" Schriftsteller zu Worte kommen. Im Band „Über Liebe" (1989) illustriert Botho Strauss (S. 129) mit einigen Schlüsselwörtern die Kehrseite der gelobten Vielfalt:

„Überfliegen, Treibholz, Standortlosigkeit, Unschärfe, Zufälligkeit. Nicht wissen, ob wir nur Drift sind oder auch Stätte."

Die Antwort des Schriftstellers zur Frage, was denn Liebe sei, lautet – etwas altmodisch – wie folgt:

Denn die Liebe ist nichts ohne Pflicht, ohne Opfermut,
ohne frühere Bindung ans Dasein. Sie ist nichts
ohne Beruf, ohne gemeinsame Sicht der Dinge,
die öffnet und birgt.

„Öffnen und bergen", Freiheit und Bindung

Diesen beiden Fäden werde ich in meinen Reflexionen nachgehen. Ich hoffe, daß sie zu einem Stück Stoff werden, an dem weiter zu weben die Leserin und der Leser Lust haben. Meine erste Frage lautet: Wo nehme ich in meiner Praxis den sogenannten Wertewandel und die postmoderne Pluralität wahr? Anhand einiger Blitzlichter auf unterschiedliche Lebenswelten werde ich illustrieren, was mich bezüglich dieser Frage bewegt. Zum zweiten will ich die Begriffe Wertewandel und Postmoderne selbst zur Diskussion stellen. Ich finde sie deshalb problematisch, weil sie Brüche im sogenannten Modernisierungsprozeß signalisieren, die weder neue noch allgemeine Phänomene sind. Bereits im Jahr 1808 schrieb J. W. Goethe in den Wahlverwandtschaften: „Es ist schlimm genug, daß man jetzt nicht mehr für sein ganzes Leben lernen kann. Unsere Vorfahren hielten sich an den Unterricht, den sie in ihrer Jugend empfingen; wir aber müssen jetzt alle fünf Jahre umlernen, wenn wir nicht ganz aus der Mode kommen wollen." Als drittes will ich aufzeigen, daß der sogenannte Wertewandel als Bruch mit hergebrachten Vorstellungen über das menschliche Zusammenleben nicht alle Milieus gleichermaßen betrifft, wie die Soziologen Burkart & Kohli (1992) in einer Studie zu vier unterschiedlichen regionalen und sozialen Lebensräumen in Deutschland nachweisen. Genau jene, die in traditionellen Welten leben, nämlich die Bauernfamilien, haben tagtäglich mit radikalen Umbrüchen zu tun, und dies schon seit dem letzten Jahrhundert. Aber auch Menschen in progressiven Milieus, zu denen vermutlich die meisten Therapeutinnen und Therapeuten gehören, stoßen in ihrem Beziehungs- und Berufsalltag auf eine „Pluralität in Grenzen" (Lüscher, 1995). Damit bin ich bei meiner vierten und wichtigsten Frage: wie das in systemisch orientierten Kreisen bereits eingeläutete „Ende der großen Entwürfe" – ein romantischer Begriff wie alles, was nach fin de siècle duftet – unsere gängigen Therapietheorien beeinflußt. Oder anders, wie diese Theorien zu unserer Praxisrealität passen. Die Begriffe Wertewandel, Postmoderne und radikaler Individualismus will ich also hier mit einem Salzkorn verwenden, da ihnen das Verfalldatum vermutlich bereits aufgedruckt ist. Gegenläufige Perspektiven wie z. B. jene des Kommunitarismus (Reese-Schäfer, 1994) besetzen bereits einen unübersehbaren Platz im öffentlichen Diskurs.

Dennoch verdient es, so meine ich, die zunehmende Anbindung der systemischen Therapietheorien an das Denken der Postmoderne, wie sie von Kolleginnen und Kollegen kritisch kommentiert wird (z. B. Goldner, 1995, Doherty, 1991, Richterich, 1993), daß ich die Begriffe hier verwende. Ich beginne also mit einigen Vignetten zur Frage, ob und wie sich der Zeitgeist der Verflüssigung von hergebrachten Werten und die strukturellen Veränderungen in Liebe und Arbeit in der therapeutischen Alltagspraxis niederschlagen. Anschließend will ich fragen, wie nützlich die Anbindung der systemischen Therapietheorien an den Zeitgeist ist, was ihre Möglichkeiten und ihre blinden Flecken sind, und wie wir diese Theorien weiterentwickeln könnten – bei aller Vielfalt, welche sie auszeichnet. Anders: Welche Bedeutung hat das Surfen mit dem Wind von Individualismus und radikalem Konstruktivismus, das sich in den gängigen systemischen Therapietheorien niederschlägt? Angenommen, die entsprechenden Werte und Lebensformen beflügeln eine schmale Schicht wie uns Therapeutinnen und Therapeuten selber – was tun unsere Theorien für Menschen, die mit anderen Realitäten konfrontiert sind? Und mit was für Theorien begegnen wir jenen, die nicht mit dem Zeitgeist surfen oder jenen, die ohne Brett, also mit wenig Wahlmöglichkeiten, am Ufer stehen oder gar als „Treibholz" mit den Wellen kämpfen und im Chaos vielfältiger Orientierungen Halt suchen?

Blitzlichter aus der Praxis

1) Sommer 1995. Sonja 16, ist verzweifelt. Ihre geschiedenen Eltern kommen mit ihr und ihrer jüngeren Schwester zu einem Kollegen in Therapie, nachdem Sonja einen Suizidversuch mit Tabletten gemacht hat. Seit Monaten sucht sie eine Lehrstelle als Goldschmiedin, erzählt sie im Familiengespräch, das ich supervidiere. Sie schreibt Bewerbungen und illustriert sie mit vielen eigenen Entwürfen für Schmuck – vergeblich. Es gebe, wie man Sonja sagt, Dutzende von Bewerber/innen für eine einzige Lehrstelle, aber jene, die den Vorkurs an der Schule für Gestaltung absolviert hätten, erhielten den Vorrang. An der Schule für Gestaltung erfährt sie jedoch, daß für 20 Plätze eines Jahreskurses 600 Anmeldungen kämen. Auch ihre Eltern, die alleinerziehende Mutter und der geschiedene, am Wohl der beiden Töchter lebhaft interessierte Vater, sind verzweifelt. Der Vater bezeichnet sich selber als rechtschaffenen Facharbeiter, der noch nie einen Tag gefehlt habe an der Arbeit. Er versteht nicht, warum niemand Interesse hat an seiner begabten, fleißigen Tochter und fragt im Familiengespräch, in was für

einer Welt wir eigentlich leben. Sonjas Mutter hat sich seinerzeit, in einer Krise der totalen Isolation mit einem ständig abwesenden Mann und zwei kleinen Kindern, in den Alkohol geflüchtet. Mit professioneller Unterstützung lernte sie ihre Lage neu zu gestalten. Sie kam auf die eigenen Füße, beantragte schließlich eine Scheidung und bildete sich als Geriatriepflegerin aus. Ein mutiges Vorbild für ihre Tochter, findet sie sich selber. Heute haben sie und ihr geschiedener Mann als Eltern einen guten Kontakt miteinander. Und trotzdem fragen Mutter und Vater, was sie falsch gemacht haben, daß Sonja überhaupt keinen Ausweg aus der Sackgasse sieht.

2) Ein Hausarzt in der Region überweist mir ein Paar, Herrn Berger 52, Frau Berger 49. Der Mann ist gelernter Maschinenbautechniker, spezialisiert auf Turbinen, und vor drei Jahren erwerbslos geworden, da die entsprechende Abteilung des Unternehmens geschlossen wurde. Frau Berger versorgt als Tagesmutter zwei Vorschulkinder und trägt zum Familieneinkommen bei. Drei Söhne, alle in Ausbildung, verdienen sich ihr Taschengeld mit Zeitungsaustragen und ähnlichen Arbeiten. Die Familie könne zwar die Zinsen für das erworbene Haus und ihren Lebensunterhalt knapp bestreiten, sagt der Arzt, aber das große Problem sei Herr Berger, der zwischen Gewaltausbrüchen gegen seine Frau und Phasen absoluter Lethargie den Tritt verloren habe, seit er arbeitslos sei.

3) Miriam und Andy Baumann sind 33, zwei sympathische, attraktive Menschen. Beide haben in Betriebswirtschaft abgeschlossen und in bloß sieben Jahren eine rasante Karriere gemacht: Andy in der Reisebranche, Miriam in einer Großbank. Sie kommen in Therapie, weil sie nicht mehr aus und ein wissen. Nach einer langen „Living Apart Together"-Beziehung haben sie vor wenigen Monaten geheiratet. „Kirchlich, aber progressiv", sagt Miriam dazu – mit Andys großer und Miriams kleiner Sippe und über 100 Freundinnen und Freunden. Eine richtig postmoderne Hochzeit mit Versatzstücken aus vielen Kulturen, denke ich, als sie mir von einer eingeflogenen Gospelsängerin, einer italienischen Renaissance-Liedergruppe und einem Ritual mit einem indianischen Schamanen in der Kirche erzählen. Bank, Reisebranche und Doppeleinkommen machten's möglich ... Warum auch nicht!

Und nun die Panne, wie die beiden ihre Situation nennen. Miriam ist, geplant, im dritten Monat schwanger. Vor zwei Wochen hat Andy von einer langjährigen Geliebten erfahren, daß auch sie ein Kind von ihm erwarte, ungefähr auf denselben Termin wie seine Frau. Beide weinen bitterlich und erzählen, daß sie eine solche Auswegslosigkeit noch nie erlebt hätten. Als Andy nicht mehr aufhören kann, sich selber zu beschuldigen, erzählt ihm Miriam überraschend, daß sie, seit sie von ihm die Fakten erfahren habe, eine frühere Beziehung zu einem Arbeitskollegen wieder aufgenommen habe. Dieser liebe sie und wäre bereit, zu ihr zu ziehen und ihrem Kind Vater zu sein für den Fall, daß Andy sich für seine Freundin entscheide.

Was haben die drei Situationen, die ich als Therapeutin und Supervisorin in der gleichen Woche erlebe, miteinander gemeinsam?

Individualisierung, Selbstbestimmung und Selbstverwirklichung sind die großen Werte unserer Zeit. Es sind großartige Werte, wenn ich sie vergleiche mit den eingeengten Möglichkeiten von Menschen, die in den 40er oder 50er Jahren aufgewachsen sind und zumeist fraglos in milieuspezifische, typisch männliche oder weibliche Lebensläufe gepreßt wurden. Unbestritten ist: Alle Menschen in den drei Geschichten sind wesentlich freier als noch ihre Eltern und Großeltern waren. Sie konnten Abschied nehmen von der damaligen Gehorsamkeitskultur zugunsten von Selbststeuerung, sie stehen mitten in einem tiefgreifenden Wandel in der Beziehung zu hergebrachten Autoritäten, und sie haben (oder hatten) bis vor kurzem Freiheitsgrade in der Partner- und Berufswahl, wie sie noch vor wenigen Jahrzehnten kaum denkbar waren. Welche etablierte Kirche hätte damals wohl ja gesagt zur Integration eines schamanischen Rituals in den Traugottesdienst? Der Soziologe Gross (1994) nennt diese Vielfalt an Wahlmöglichkeiten die Multioptionsgesellschaft. Schon im kleinen fängt sie an: Fünfjährige dürfen, müssen in unserer Welt aus zehn und mehr Pizzaangeboten wählen. Das einzige Problem ist, daß sie dann mit der getroffenen Wahl eine Zeitlang leben müssen, zumindest während des Restaurantbesuchs, und sich rechtfertigen müssen, wenn sie die falsche Wahl getroffen haben. Ähnlich geht es Jugendlichen und Erwachsenen: Noch vor wenigen Jahrzehnten gab es der jeweiligen Schicht und dem Familieneinkommen angepaßte Kinder- und Erwachsenenkleider für Werktag und Sonntag. Keine Wahlmöglichkeiten und also auch kein Wahlzwang! Keine Jugend-, Karriere-, Freizeitkleidung, keine vollen Schränke, vor denen wir jeden Morgen unschlüssig stehen mit der Frage „wie will ich mich heute präsentieren". Ein anderes Beispiel für die postmoderne Wahlvielfalt und den Wahlzwang ist das schwarze Kästchen beim Fernseher, mit dem in Sekunden 30 und mehr Kanäle gezappt werden können. Wer auf dem einen sitzen bleibt, ist selber schuld, wenn er ein interessanteres Programm verpaßt.

Der Begriff „Multioptionsgesellschaft" beschreibt treffend die bisherigen Lebensläufe von Miriam und Andy: das Ende der monogamen Arbeit (Miriam hat nebenbei als Model und Andy als Reise-

schriftsteller Geld verdient vor der Heirat) und das Ende der monogamen Lebensformen zugunsten einer „Patchwork-" oder „Pastiche"-Existenz (Pastiche, lese ich übrigens im Lexikon, bedeute
Abklatsch oder Nachahmung). Eine Pastiche-Biographie scheint
ursprünglich zu Baumanns Lebensentwurf gepaßt zu haben, selbst
wenn sie da eher hineingerutscht sind als sie bewußt gewählt haben. Bloß hat diese Lebensform sie inzwischen hoffnungslos überfordert.

Das Ende der monogamen Arbeit bedeutet aber auch, und damit
sind wir bei Herrn Berger und bei Sonja angelangt, daß Menschen
nicht mehr ein- für allemal einen Beruf erlernen können. Herr Berger hat sich, wie es der Wirtschaft in den 70er Jahren entsprach, auf
ein Fachgebiet spezialisiert, hat von damals hundert möglichen Optionen vielleicht zehn genutzt und diese stetig vertieft. Zu seinem
Schaden, wie er nun mit Bitterkeit realisiert. Seine sogenannt
falsche Wahl kann er an niemanden delegieren; sie hat sich außerdem ja während Jahren bewährt. Bloß war er zu alt für eine inner-
betriebliche Umschulung, als plötzlich auch Drittweltländer keine
Turbinen mehr kauften. Jetzt schwankt er zwischen Selbst- und
Fremdbeschuldigung für diese „falsche Wahl" und verbittert sich
und seiner Familie das Leben.

Der zitierte Soziologe Gross nennt das, was nach dem Ende der
monogamen Arbeit nötig ist, ein persönliches Portfolio an vielfältigen Fertigkeiten, an Flexibilität und Risikobereitschaft. Eine Be-
rufsausbildung oder ein Studium seien nicht mehr wie Bahnkarten,
welche selbstverständlich die Fahrt in der 1. oder 2. Klasse ermöglichen – weil der Zug vielleicht anderswo einfahre und andere Klas-
sen aufweise. Unendliche persönliche Biegsamkeit werde in der Arbeitswelt verlangt, die Verweildauer an einer Stelle immer kürzer.
Nur wer über ein weit über den angestammten Beruf hinaus erwei-
tertes Angebot an Fähigkeiten, vor allem kommunikative Fähigkeiten, verfüge, habe die Chance, vielleicht Arbeit zu finden, wenn
er/sie entlassen wird. Was aber sollen Sonja, ihre Eltern und der Fa-
milientherapeut mit dieser Information anfangen? Wer bietet Sonja
die sichere emotionale Basis, um nun irgend eine Lehre zu beginnen
und darauf zu vertrauen, daß sie ihre künstlerischen Talente daneben, danach oder in der Zwischenwelt entwickeln kann? Wer gibt
Mutter und Vater den Halt, den diese jetzt brauchen, damit sie
Sonja in der Erkenntnis unterstützen, daß lineare Laufbahnen über-

holt sind, daß also A nicht zwingend zu B führen muß, sondern daß seitliche Abzweigungen möglich sind, immer und immer wieder?

In einer Welt, in der die Freiheitsgrade angeblich immer größer werden, die Wahlmöglichkeiten immer mehr dem Individuum zugeschoben, aber auch angelastet werden, stellt sich die Frage nach Wurzeln, also nach der Selbstsicherheit, die für solche Biegsamkeit nötig ist. Wir müssen fragen, wieviel Gemeinschaft und Geborgenheit der Mensch braucht, um in einer Welt ohne Wegweiser vertrauensvoll Wege zu wählen ohne Garantie für ihre Richtigkeit, dafür mit dem Wissen, daß Auf-, Ab- und Umsteigen einfach zu Liebe und Arbeit gehört. Und *wir Professionellen* müssen uns fragen, wie eine solche emotionale Basis in der therapeutischen Begegnung gefördert werden kann, damit Menschen vom sicheren Ort aus zum Entdecken ihrer Möglichkeiten ermutigt werden. Wenn unsere bisherigen dominanten Deutungsmuster und die hergebrachten Lebens- und Arbeitsformen aufgelöst werden und die calvinistisch-kapitalistische Leitidee, daß jeder seines Glückes Schmied sei, nicht mehr in der alten Form greift, also nicht ein für allemal, wie gehen wir als Therapeutinnen und Therapeuten damit um? Wo finden *wir* unsere eigene sichere Basis?

Die Sehnsucht nach Geborgenheit beim Übervater

Ein Kongreß in der Schweiz zum Thema „Krisen". Anwesend sind 1200 Menschen, zur Hälfte Professionelle, zur Hälfte „Kundinnen und Kunden" von Psychotherapie, wie die jungen, geschäftstüchtigen Organisatoren uns trendgerecht informieren. Auf der Bühne die übliche Mischung von zwölf Referenten und zwei Referentinnen, im Publikum 70 Prozent Frauen und 30 Prozent Männer. Am Tag, zu dem ich als Vortragende eingeladen bin, geht es um Paare und Familien in Krise und um ihre alltäglichen Bewältigungsmöglichkeiten. Mein Vorredner, ein Ex-Priester (nein, nicht Herr Hellinger!), sagt zwar nichts Neues zum Thema, aber er sagt es so (predigend, beschwörend), daß in der anschließenden Diskussionsrunde vorwiegend darüber diskutiert wird, wie Frau (und vereinzelt Mann) am schnellsten in eine einwöchige Therapiegruppe einsteigen könne, die der Referent in seinem Haus im Süden anbietet. Ich komme mir aufklärerisch nüchtern und unromantisch vor, als ich anschließend in meinem Vortrag Erfahrungen und Reflexionen zum Thema „Romantische Liebe und Partnerschaft" formuliere und keine griffigen Rezepte für eine sichere Verbindung der beiden Beziehungsprinzipien anzubieten habe. Meine sogenannte Kopflastigkeit wird mir (einer Frau!), denn anschließend auch von Teilnehmerinnen angekreidet.

Später, beim Kaffee, erhalte ich ein paar Hinweise zum Hintergrund des beobachteten Booms. Sowohl Berufskolleg/innen als auch Klienten und Klientinnen erzählen, wie wunderbar sie sich jeweils geborgen fühlten in den Wochen beim „großen Vater". Wie sich dabei all ihre Gefühle gegenüber dem wirklichen Vater, der wirklichen Mutter endlich in Weinen und Lachen auflösten – „nicht bloßes Darüberreden wie in bisherigen Therapien" – und wie sie endlich eindeutige Orientierungshilfen für ihr weiteres Leben bekämen.

Ziemlich erschüttert überlege ich mir auf dem Heimweg und diskutiere später mit Kolleginnen und Kollegen, was diese Erfahrung für eine Bedeutung haben könnte für die systemischen Therapietheorien, wie ich sie am Anfang dieser Arbeit skizziert habe. Wir öffnen doch, denke ich, mit unserer Ablehnung von Ontologie zugunsten der Konstruktion von „Be-Deutungen, die einen Unterschied ausmachen", unseren Klientinnen und Klienten Türen auf vielfältige Optionen, aus denen sie selber „die zu ihnen passende" wählen können. Was wollen, was brauchen die eigentlich noch mehr? Könnte dieser Boom in Richtung apodiktischer Wahrheit und simpler Lösungen im Rahmen anonymer Großgruppen vielleicht damit zu tun haben, daß wir und andere postmoderne Therapeuten zwar öffnen, aber zu wenig bergen? Und keine auch nur vergleichbaren Sicherheiten oder gar allgemeingültige Orientierungsraster anbieten? Haben wir vielleicht die Klagen der Kulturphilosophen über die Kehrseite der Wertevielfalt, die sogenannt geistige Orientierungslosigkeit des postmodernen Menschen, bisher zu wenig ernst genommen? Nicht nur bei Klientinnen und Klienten, sondern auch bei Studierenden und Supervisanden? Haben wir mit Paul Watzlawick geschmunzelt über Menschen, welche die „Kunst des Unglücklichseins" wählen und für diese Wahl, so meinen wir doch, ganz allein, ganz individuell verantwortlich sind? Und dabei zu wenig bedacht, daß der Mensch nicht immer sein Schicksal wählt, sondern das Schicksal manchmal auch ihn, und daß biologische und soziale Optionen für manche sehr viel enger sind, als die Philosophie des deutschen Idealismus und der an sie anschließende radikale Konstruktivismus uns glauben machen?

Haben wir vielleicht mit unserem Schmunzeln über die Kunst des Unglücklichseins und unserm Glauben an selbstgesteuerte Autonomie und Wahlfreiheit den Übervätern, den Gurus und Heilern Tür und Tor geöffnet? Auf daß diese eine gesellschaftlich offenbar wichtige Kompensationsaufgabe übernehmen, wenn auch kurzfristig und ohne Verantwortung für die Wirkung ihrer Interventionen im Alltag? Haben wir den „Gurus der schnellen Lösungen" ein einträgliches Geschäft zugewiesen, das besonders auch von jenen Therapeutinnen und Therapeuten lebt, die aus Hunger nach Gemeinschaft und einfachen Antworten solche Kurse in Scharen belegen?

Historisch betrachtet ist verstehbar, wieso in unserer pluralistischen Zeit mit ihren ökologischen und ökonomischen Bedrohungen die Symbole für einen allmächtigen Gottvater wieder so hoch im Kurs stehen. Schon die Römer begannen im zweiten Jahrhundert n. Chr., nach einer langen Phase der Vielgötterei, sich einem einzigen allmächtigen Gott zuzuwenden in der Hoffnung, daß er sie von ihren Todesängsten erlöse. Daß es später trotzdem zu Ende ging mit ihrem Reich, bestätigt zwar die Berechtigung ihrer Ängste, nicht unbedingt ihres Umganges damit.

Therapeutische Wirksamkeit im Widerspruch von Öffnung und Bindung

Zurück zum Lösungs- und Erlösungsboom im Feld, das sich systemisch nennt. Ist vielleicht das, was Klaus Grawe und andere Definitionsinstanzen von uns verlangen, nämlich therapeutische Arbeit auf ihre Wirksamkeit zu prüfen (im Sinne von Galileis Forderung „Was meßbar ist zu messen, und was nicht meßbar ist, meßbar zu machen"), nur für jene wichtig, die von Berufsorganisationen und Krankenkassen abhängig sind, weil sie zwar „öffnen", aber kaum „bergen"? Überväter brauchen offenbar solche Erfolgsmessungen nicht. Sie bieten ja ein Produkt an, das weder auf Marketing noch auf Wirksamkeitsstudien durch Außenstehende angewiesen ist. Es ist wohl kein Zufall, daß mehrere in der Institution Kirche sozialisierte Männer heute privatwirtschaftlich in die Bresche der neuen Sehnsucht nach Wahrheit und nach Gemeinschaftserfahrung springen. Der Wahrheitsdiskurs mag zwar, wie Foucault und andere postmoderne Philosophen behaupten, ein Instrument der Unterdrückung sein. Aber in Zeiten rapiden Wandels mit entsprechender Unsicherheit werden, wie ein jüngerer französischer Philosoph, André Glucksmann bemerkt, die alten Menschheitsängste bezüglich Tod (Aids), Hunger (Arbeitslosigkeit) und Krieg (Ex-Jugoslawien) so sehr belebt, daß die radikale Öffnung in die Pluralität offenbar selbst zur Disposition steht.

Wir haben uns als Gesellschaft mit dem Individualisierungsprozeß ja nicht nur neue Wahlmöglichkeiten, sondern auch den teilweisen Verlust von Bindungen und tragfähigen Beziehungsnetzen eingehandelt. Das reichgedeckte Büffet, von dem die Multioptionsgesellschaft ausgeht, besteht für viele lediglich aus den über 30 TV-Kanälen, aus der Wahl zwischen zehn Pizzasorten, Coke oder Pepsi. Vor lauter Flattern und Fliegen, vor lauter Einzelkämpfertum haben wir die Pflege gemeinschaftlicher Nährböden vernachlässigt. „Wir" als Gesellschaft, meine ich. Wir haben uns den Luxus geleistet, spezifische soziale Aufgaben an Ghettos zu delegieren, so sehr, daß das Gemeinwesen heute damit finanziell hoffnungslos überfordert ist.[2]

Wertewandel im systemischen Paradigma?

Ich bin angetreten mit der Frage, in welcher Weise wir systemische Therapietheorien reflektiert oder unreflektiert postmodernem Denken und Wertepluralismus anschließen, was mir daran nützlich scheint, aber auch, wo ich in der Praxis und wir (z. B. im Ausbildungsteam in Meilen) die Dinge anders betrachten. Ich gehe davon aus, daß reflektierende Praktiker/innen und Ausbilder/innen oft andere Wege gehen als die theoretischen Modetrends sie vorschreiben, und daß sie aufgrund von Erfahrungen ihre früheren theoretischen

---

[2] Die vielen linearen Schnitte bei individualisierten Programmen in Wirtschaft und Sozialwesen, welche von Beraterfirmen nun teuer verkauft werden, können die institutionelle Aufbauarbeit von Jahrzehnten zerstören. Allerdings ist das die direkte Folge einer überspezialisierten, auf Grenzen zur Umwelt angelegten Nischenpolitik im Sozial- und Gesundheitswesen der letzten Jahrzehnte (siehe Levold, Systeme, Jg. 9, Heft 1/95, Eggemann-Dann, und Welter, System Familie, Jg. 7, Heft 2/95 und Schweitzer, Familiendynamik, Jg. 20, Heft 3/95).

Positionen revidieren. In einem so jungen Feld wie dem unseren brauchen wir uns dessen nicht zu schämen.

Wie steht es also mit Wertewandel im systemischen Paradigma? Ein kurzer Blick in den traditionellen Think-Tank unserer Profession, das amerikanische Journal Family Process. In der März-Nummer 1995 bietet Chefredakteur Peter Steinglass einen interessanten Überblick über die Themen der von Januar 1990 bis Dezember 1993, also in vier Jahren, eingereichten Fachartikel:

Theorie / Polemiken / Epistemologie	38%
Quantitative Forschung	25%
Qualitative Forschung	12%
Klinische Techniken	17%
Ausbildung / Fortbildung	2,7%

Kritisch notiert Steinglass, daß unsere Profession offenbar nach wie vor fasziniert sei von der Polemik um postmoderne, radikal und sozial konstruktivistische Philosophien, aber immun gegenüber tiefgreifenden realen Veränderungen in der gesellschaftlichen und psychotherapeutischen Wirklichkeit, zum Beispiel Privatisierung von Therapie durch kommerzielle Versicherer in den USA. Analysen von Texten und therapeutische Konversation als klinische Technik dominierten das Feld immer noch, schreibt er. Die Wirksamkeit von Therapie und der Dienstleistungsaspekt nehmen praktisch keinen Platz ein. In quantitativen wie in qualitativen Forschungsprojekten fehlen Wirksamkeitsstudien weitgehend. Dramatisch findet Steinglass, daß in der untersuchten Zeit kaum über Aus- und Fortbildung geschrieben wurde. „Offenbar", so bemerkt er (Übersetzung durch die Autorin), „hat das therapeutische Feld noch nicht realisiert, daß radikale Veränderungen punkto Inhalt und Struktur von Fortbildungsangeboten notwendig sind, damit Teilnehmer/innen vorbereitet sind für die Arbeit in integrativen, kostenbewußten und präventionsorientierten Kontexten, welche in kürzester Zeit unsere Szene dominieren werden". Die Gefahr des Surfens mit dem Zeitgeist, ohne Bewußtsein, daß unseren Konstruktionen etwas in der Welt entspricht, könnte die gänzliche Marginalisierung auch des systemischen Therapiefeldes mit sich bringen, meine ich, wenn wir uns nicht umgehend mit den realen wirtschaftlichen und politischen Veränderungen in unserer Welt auseinandersetzen, ganz besonders, was die Therapieausbildung betrifft.

Wie weiter? Was ist nützlich an den theoretischen Entwicklungen der letzten 15 Jahre? Was fehlt?

Ich möchte hier anschließen an das, was ich 1994 beim 10jährigen Jubiläum des Hamburger Instituts für systemische Studien mit Respekt und Dank an Kurt Ludewig, Rosi Schwarz und ihre Kolleginnen und Kollegen ausführlicher dargestellt habe, und das für mich nützlichste an ihrem Konzept erwähnen: das Menschenbild. Mit der Aussage, daß das Ich sich nur im Miteinander mit einem unabhängigen Du – also im Wir – verwirklichen läßt (Ludewig, 1992), setzen die Hamburger einen Kontrapunkt zu den kritisierten radikalen Individualisierungstendenzen. Das gefällt mir und paßt zum Konzept, das wir in unserer Arbeitsgemeinschaft entwickelt haben (Hildenbrand und Welter-Enderlin, 1996). Auch in unserer Sicht können Individuen nur in ihrer Beziehung zu anderen als bedeutungserzeugende Milieus verstanden werden. Menschen erzählen in Geschichten, was die Dinge aus ihnen gemacht haben und welche Bedeutung sie diesen geben. Im Prozeß des Erzählens, angeregt von teilnehmend-neugierigen Menschen, hören wir uns selber zu und erleben, wie sowohl hilfreiche als auch leidbringende Lebensthemen sich herauskristallisieren, und entscheiden schließlich, von welchen Themen wir uns verabschieden wollen und welche uns als Wegweiser nützlich bleiben. In der emotionalen *Begegnung* zwischen Klienten und Therapeut oder Therapeutin können diese Themen bzw. Deutungsmuster so verflüssigt werden, daß neue Perspektiven des Verstehens und des alltäglichen Handelns aufgehen. Therapeut oder Therapeutin als bedeutungs-erzeugende, teilnehmende Gesprächspartner zu verstehen statt als Heiler, welche ihr medizinisches, psychologisches oder weltanschauliches Wissen „von außen" amortisieren, finde ich hilfreich. Die mit einer solchen Haltung verbundene mögliche Eröffnung einer Vielfalt von Perspektiven möchte ich nie mehr missen. Auch den *narrativen Ansatz* und die damit verbundene therapeutische Rolle als Coach zum spielerischen Umgang mit gesellschaftlich festgelegten Bedeutungen finde ich nützlich. Fragetechniken, zu denen es mittlerweile eine ausgefeilte Systematik gibt, können die Neubewertung bisheriger Erfahrungen und den Zugang zu versteckten Ressourcen wunderbar erleichtern.

Es gibt jedoch Aspekte des sogenannten Konversationsmodells von Therapie, die mir zu eng auf Kognition und Sprache orientiert sind, zu sehr auf die biblische Idee, daß der Geist allein unserer Schwachheit aufhilft. Kurt Ludewig (op. cit.) schreibt, daß Menschen ihr Miteinander über konsensfähige Normen regeln müssen, „um ihre durch Sprache erworbenen destruktiven Neigungen einzudämmen". Sind denn unsere destruktiven Neigungen nur in Sprache enthalten, frage ich mich, nicht auch in biologischen Bedingungen (zum Beispiel Alzheimer) oder in nicht-sprachlichen Sinneserfahrungen (zum Beispiel geschlagen zu werden)? Können Bewußtsein und Sprache tatsächlich über Körper und Sinne gestellt werden? Tom Levold hat diesen exklusiven Fokus auf Sprache (1995) kritisch in Frage gestellt.

Was ich beobachte, wenn ich landauf und landab bei radikal konstruktivistisch gebildeten Kolleg/innen Seminar gebe, sind zwei Dinge. Erstens: ihre fraglose Annahme, daß die kognitive Bedeutungserweiterung von kritischen Ereignissen und der sprachliche Umgang mit vielfältigen Beschreibungen genüge, um Probleme mit neuen Handlungsmöglichkeiten zu versehen und auf Lösungen umzusetzen. Und daß dabei jede Erzählerin und jeder Erzähler über eine gleichwertige Stimme verfüge, ob sie oder er nun gesund oder krank, reich oder arm, jung oder alt sei. Zweitens beobachte ich eine Einschränkung von Therapeut/innen auf eine Rolle als „neutrale" Ermöglicher (mittels vorgestanzter Sprachschemata) von polyphonen Konversationen, so als ob sie nicht selber Teil des problemlösenden Systems wären. Die Frage, wo denn im Konzert der polyphonen Konversation die Stimme der Therapeutin oder des Therapeuten bleibt, wird kaum gestellt oder generell mit dem Neutralitätskonzept beantwortet. Wenn wir uns jedoch als Teil eines menschlichen „Systems" in Therapie betrachten, haben wir natürlich eine Stimme, ganz besonders, indem wir Fragen stellen und Bedeutungen re-konstruieren. Unsere therapeutische Rolle gibt uns Definitionsmacht, erst recht, wenn wir über unsere professionellen und persönlichen Sprachschemata nicht reflektieren. Selbstverständlich haben wir auch eine Stimme bezüglich unserer affektiven Kommunikationsweise, welche das sprachliche Spiel begleitet. Die

Frage zum Beispiel, wie es mit der Polyphonie weitergeht, also wessen Stimme eine Konsensfindung mehr beeinflußt, die des zögernden oder die des sprachlich angepaßten Erzählers, die der Frau, des Mannes oder des Kindes, wird in unserem Feld kaum gestellt.

Daß Menschen sich in Hierarchien organisieren und Dominanz oder Unterlegenheit sich auch in ihren Realitätskonstruktionen spiegeln, haben feministisch orientierte Therapeutinnen und Therapeuten bisher scheinbar mit wenig Erfolg vermittelt. Gregory Batesons von Kollegen unendlich wiederholte Bemerkung, daß Macht eine falsche Metapher sei, scheint trotz ihrer Polarität (richtig/falsch) die konstruktivistische Wende der systemischen Therapietheorien unbeschadet überstanden zu haben. Von Macht zu reden, also von der unterschiedlichen Verteilung von Ressourcen im menschlichen Zusammenleben, auch bezüglich sprachlicher Bedeutungsraster, gilt weithin als „nicht systemisch korrekt".

Ich bin der Meinung, daß das *Konzept der therapeutischen Konversation* eine wichtige *Voraussetzung für die Eröffnung vielfältiger Bedeutungsperspektiven sein kann.* Seine Begrenzung sehe ich aber darin, daß nicht alle Teilnehmer/innen an einem Prozeß über gleichgewichtige Sprachschemata verfügen, weil sie nicht von gleichwertigen Positionen ausgehen. Ich bin darum der Ansicht, daß die einseitige Fokussierung systemischer Therapietheorien auf Sprache ihre Wirksamkeit unnötig beeinträchtigt. Dabei ist mir klar, daß erfahrene Therapeutinnen und Therapeuten wie von selber über solche theoretischen Einengungen hinaus gehen, wenn sie sich emotional ihren Klienten anschließen. Aber für Lernende und Lesende, für jene, welche Therapietheorien mit Respekt aufnehmen, scheint mir das Konzept der therapeutischen Konversation zu eng. Ich meine, daß die gängigen Therapietheorien, wie ich sie anfangs skizziert habe, allzusehr die postmoderne Redseligkeit spiegeln, indem sie glauben machen, daß mit der passenden Redeweise, mit der passenden Fragetechnik oder der sprachlich elegantesten „Verstörung" bisheriger Sprachmuster *allen* Therapieteilnehmern Möglichkeiten zur Erzeugung hilfreicher Perspektiven eröffnet werden. Die Erfahrung übrigens, daß die wichtigsten bedeutungsgebenden Instanzen meistens nicht an der therapeutischen „Konversation" teilnehmen, sondern in unsichtbaren Netzen sitzen, macht das Drehen im Saft von Binnenperspektiven fragwürdig.

Jedoch – alles ist relativ! – das therapeutische Schwelgen in eleganten Sprachspielen muß nicht unbedingt schief gehen. Ein Beispiel:

Ein Kollege, Unternehmensberater bei einem deutschen Konzern, erzählt mir, daß er einem Manager empfohlen habe, sich und seine Familie bei einem renommierten Institut für systemische Therapie anzumelden, weil seine Tochter an einer Magersucht leide. Als der Berater seinen Kunden nach einem Jahr fragt, wie denn nun die Therapie gelaufen sei, erzählt dieser, daß oft niemand in der Familie ein Wort verstanden habe von den komplizierten Fragen und Deutungen der beiden Therapeuten, daß aber alle ungeheuer beeindruckt gewesen seien, daß zwei Experten ihnen jeden Monat 90 Minuten ungeteilte Aufmerksamkeit schenkten. Wohl dank dieser Zuwendung habe die Tochter am Ende den Mut gehabt auszuziehen. Sie lebe nun in einer Wohngemeinschaft und ringe allein mit „Frau Anorexie", wie die Krankheit von den Therapeuten genannt worden sei, damit sie die Wahl habe, diese ein- oder auszuladen.

Es scheint, daß bei diesem Fallbeispiel die affektive Begegnung zwischen den Therapeuten und der Familie für diese offenbar mehr bewirkt hat als deren sprachlich-kognitive Akrobatik. Natürlich möchte ich wissen, ob die beiden Therapeuten, falls sie je über den Fall schreiben, davon ausgehen, daß ihr Spielen mit sprachlichen Bedeutungen der wichtigste Heilfaktor war, oder ob sie nachfragen und erfahren, daß aus der Sicht der Familie nichtspezifische Faktoren wie ihr anteilnehmendes Interesse und ihre Zuwendung bedeutungsvoller waren. Eigentlich wissen wir es: Sprache ist nicht identisch mit Erleben. Das narzißtische Drehen um die eigene Achse, wie es postmoderne Beziehungen kennzeichnet, dieser Zwang zur steten Selbstdarstellung in der richtigen Gefühlssprache, ist nicht dasselbe wie das Erleben von Gefühlen, so wenig wie das Reden über Sex dasselbe ist wie das Erlebnis einer sexuellen Begegnung. Wenn zum Beispiel eine Frau ihrem Partner vorwirft, er rede nie über seine Gefühle, und es laufen ihm die Tränen herunter, aber kein Wort kommt heraus, frage ich mich, wo nun die Gefühle sind, in den Worten oder den Tränen. Oder wenn Miriam und Andy reden und reden über ihre Sexualität und ihre „Beziehung", sich aber nie ins Gesicht schauen, frage ich mich, wie ich sie vom Reden zur Begegnung miteinander begleiten könnte.

Ich habe am Anfang die Schlüsselwörter „öffnen und bergen" gebraucht und die therapeutische Erzeugung einer sicheren emotionalen Basis als Voraussetzung für das Auskundschaften und Experimentieren in einer Welt ohne Wegweiser genannt. Weil wir an der

Verankerung von Sprache in den Affekten und Emotionen in einem therapeutischen Kontext von Begegnung interessiert sind, hat unser Team kürzlich Forscherinnen und Forscher eingeladen, die sich mit dem Thema von triadischen Bindungsprozessen in der menschlichen Entwicklung und in der Therapie befassen. Zusammen mit einigen Dutzend Kolleginnen und Kollegen haben wir Mikrosequenzen aus ihrer Forschung betrachtet, welche das Konzept der sicheren emotionalen Basis in der Interaktion von Eltern und Säuglingen, Therapeut und Paar illustrieren. Wir wurden bestärkt in der Annahme, daß es zur menschlichen Grundausstattung gehört, daß aus der sicheren Nähe zu Bindungsfiguren am leichtesten Neues erforscht und ausprobiert wird. Das gilt offensichtlich nicht nur für die Entwicklung von Säuglingen und Kindern, sondern für alle Menschen, die in unsicherer Lage Wahlmöglichkeiten explorieren und Wege ausprobieren müssen, von denen sie nicht wissen, wohin sie führen. Vielleicht haben wir bisher die Bedeutung von Bindung und die Notwendigkeit affektiver Kommunikation in der systemischen Therapie so wenig thematisiert, weil wir in den letzten Jahren vorwiegend mit der Förderung von Individualität und Autonomie befaßt waren? Die neueren Bindungsforscher (z. B. Elisabeth Fivaz, Michael Buchholz et al.) arbeiten übrigens mit systemischem Weitwinkel und gehen über die traditionelle Erforschung der Mutter-Kind-Dyade hinaus.

Ich bin der Meinung, daß die affektive Passung therapeutischer Kommunikation zur Erzeugung einer sicheren Basis in der systemischen Therapie genau das ist, was Menschen in einer pluralistischen und darum unsicheren Welt brauchen, damit sie sich öffnen können für neue Optionen, aber auch damit leben lernen, daß jede Wahl bedeutet, auf eine andere Möglichkeit verzichten zu müssen. Und auch, daß Menschen nie nur wählen, sondern auch gewählt werden. Wir brauchen keinen neuen Paradigmawandel, um das *Konzept der Begegnung mit Menschen und ihren Geschichten zur Herstellung einer sicheren Basis in die systemische Therapie zu integrieren.* Wir müssen das Rad zum Glück nicht schon wieder neu erfinden. Aber ich meine, daß der anfangs erwähnte Widerspruch zwischen Überindividualisierung von Lebenslagen und radikal unterindividualisierenden Therapietechniken überwunden werden kann, wenn das systemische Paradigma erweitert wird um die Bedeutung *individuellen Fallverstehens mit Hilfe kognitiver **und** affektiver Kommunikationsweisen.*

Literaturhinweise

Burkart, G./Kohli, M. (1992): Liebe, Ehe, Elternschaft. München

de Shazer, St. (1989): Der Dreh. Heidelberg

Doherty, W. EJ. (1991): Family Therapy Goes Postmodern. In: Family Therapy, Networker, September/Oktober

Goldner, V. (1985): Feminism and Family Therapy. In Family Process, 3/95

Goolishian, H./Anderson, H. (1988): Menschliche Systeme. Vor welche Probleme sie uns stellen und wie wir mit ihnen arbeiten

Gross, P. (1994): Die Multioptionsgesellschaft, Frankfurt

Hildenbrand, B./Welter-Enderlin, R. (1996): Systemische Therapie als Begegnung. Stuttgart

Levold, T. (1995): Hilfe – Ein System. Was es bedeutet, Klienten bzw. Klientinnen und Helfer bzw. Helferinnen als ein gemeinsames System zu betrachten. In Systeme 1/95

Levold, T. (1995): Problemsystem und Problembesitz, Vortrag Universität Zürich, Abt. für allgemeine Psychologie, biologisch-mathematische Richtung, Dezember

Ludewig, K. (1992): Systemische Therapie. Grundlagen klinischer Theorie und Praxis. Stuttgart

Lüscher, K. (1995): Postmoderne Herausforderungen der Familie. In: Familiendynamik 3/95, Stuttgart

Reese-Schäfer, W. (1994): Was ist Kommunitarismus? Campus, Frankfurt

Richterich, L. (1993): Postmoderne Psychotherapie – eine Skizze. In: Zeitschrift für systemische Therapie, 1/93

Schweitzer, J./Retzer, A./Fischer, R. (1992): Systemische Praxis und Postmoderne, S. 9/10, Frankfurt

Steinglass, P. (1995): Editorial in Family Process 1/95

Strauss, Botho (1989): Über Liebe, Geschichten und Bruchstücke. Stuttgart

Kapitel 6

Dominanz und Gewalt in Paarbeziehungen
Gesellschaftliche Vernetzung des Rollenverhaltens

Ich mag meine Arbeit mit Paaren und Familien, und ich kann mich freuen an der Kraft, mit der Menschen sich auseinandersetzen, an der Heftigkeit ihrer Affekte wie auch an ihrer Bereitschaft, Wut und Trauer auszuhalten. So gut ich mit Paaren eintauchen kann in die bewegten Szenen von Versuch und Irrtum, Angst und Chaos, so hilflos fühle ich mich jedoch, wenn ihr Dialog umschlägt in gehässiges, rachsüchtiges Pingpong. Auch kalte, böse Wut unter glatter Oberfläche lähmt mich immer wieder. Wenn ich erlebe, wie jeder Partner von mir Kontrolle über die entgleisende Aggressivität des anderen und Unterstützung der eigenen Position wünscht, steigen in mir die alten Ängste des Kindes hoch, das den Streit der Eltern miterlebt und ihn trotz aller Anstrengung nicht abwenden kann. Viele Therapeutinnen und Therapeuten sind sogenannte „Eltern-Kinder", gewohnt, zwischen zwei Polen zu vermitteln, überverantwortlich und oft von ihrem Auftrag überfordert. Selbst wenn sie sich solcher Vermittlungsaufträge aus der Kindheit bewußt sind und gelernt haben, sie in der eigenen Familie zurückzuweisen, sind sie gerade in den intensivsten Augenblicken von Paartherapien, wenn die Aggressionen unerträglich werden, verführbar für die alte Mittler-Rolle.

In solchen Augenblicken sehne ich mich jeweils nach dem gärtnerischen Teil der Therapie: dem Säen, Begießen, Beschneiden, Zuwarten und Wachsen-lassen. Und erkenne doch jedesmal wieder, daß menschliche Beziehungen „unauflösbar verflochten sind mit Angst und damit Wut und Kontrolle, also Macht; daß es Angst und daraus resultierend Haß und Aggression in Beziehungen geben wird, solange es Liebe und Leidenschaft, das heißt Wünsche, Sehnsüchte zwischen Männern und Frauen, Frauen und Frauen, Männern und Männern gibt" (Schmidt, 1988).

Aber: Ein Stück eigene Angst und Hilflosigkeit bleibt jeweils trotz dieser Erfahrung und diesem Wissen bestehen, ob es sich nun um direkte, rohe Aggression oder um die subtileren Formen von Gewalt handelt, mit welchen zum Beispiel psychologisch geschulte Partner ihre Fähigkeit, die Seelenregungen bei sich und anderen zu benennen, als Machtmittel einsetzen. Solche Hilflosigkeit hat allerdings nicht bloß mit meinem persönlichen Wunsch nach Versöhnung mittels konstruktivem statt gewalttätigem Streit zu tun, sondern auch damit, daß das Thema Gewalt in Paartherapien in meinem Feld von Theorie und Praxis – dem sogenannten systemischen – bisher kaum bearbeitet wurde. Ideen zum Verständnis von Gewalt bei Paaren und zum therapeutischen Umgang damit fehlen weitgehend. Dafür gibt es viele Gründe. Ich will einige davon skizzieren, um besser verständlich zu machen, warum in der nach dem Zweiten Weltkrieg einsetzenden Entwicklung systemisch-interaktioneller Modelle von Paar- und Familientherapie das Thema Gewalt so tapfer ignoriert wurde.

Zum ersten: Die Theoretiker, welche als Pioniere der Paar- und Familientherapie gelten, haben unbeabsichtigt konspiriert mit den Nachkriegsvorstellungen von romantischer Liebe und heiler Familie als Mittel gegen den sogenannten Zerfall der Familie. Das ist verständlich, wenn man weiß, daß die meisten von ihnen selber in traditionellen Ehen und Familien lebten, in denen Frauen fraglos den affektiven Bereich und Männer den instrumentellen Bereich übernahmen. Oder, prosaisch gesagt: in denen Männer Zeit und Energie für die Entwicklung ihrer Theorien hatten, während ihre Frauen ihnen zu Hause den Rücken frei hielten. Wie sollten sie da wachen Auges sehen, daß gerade das Ideal von romantischer Liebe und heiler Familie zur *Unterdrückung* der Entwicklung einzelner in Ehe und Familie beitragen und so eine Voraussetzung subtiler oder brutaler Gewalttätigkeit sein kann.

Zum zweiten: Ein Grund für die Mißachtung des Themas Gewalt mag in der systemtheoretischen Fiktion der Gleichheit aller Elemente eines Ganzen liegen, welche aus der Übertragung physikalischer Modelle auf menschliche Beziehungen resultierte (siehe dazu Kap. 1, „Kybernetik I"). In der ersten Phase der theoretischen Entwicklung von Paartherapien war zwar die Frage der Organisation menschlicher Beziehungen von großer Bedeutung, doch wurde kaum darüber reflektiert, warum die beobachteten Verhältnisse einzelne Familienglieder manchmal destruktiv behinderten. Man redete von funktionalen oder dysfunktionalen Hierarchien, aber nicht von Macht und Gewalt.

Zum dritten: Ein weiterer Grund für das Ignorieren des Themas mag in der für die letzten Jahrzehnte typischen Mentalität des „Machens" liegen, von der auch Paartherapeuten nicht verschont bleiben. „Leben lernen", „Wachstum ist lernbar" sind Slogans aus dieser Epoche des Psychobooms. Einige Tiefenpsychologen haben inzwischen darauf hingewiesen, daß solche therapeutischen Konzepte eine Vorstellung von Ehe als „Wohlfahrtsanstalt" beinhalten, und Schmidt (op. cit.) stellt fest, daß in diesen Modellen eine auf Mittelmaß getrimmte Normierungs- und Sinngebungstendenz vorherrscht, welche zum Beispiel aggressive Tendenzen lediglich auf der innerpsychischen, nicht aber der sozialen Ebene verstehen kann. Daraus resultiert leicht eine therapeutische Verleugnung realer Aggression und Gewalt.

Auf der Grundlage von Forschung und Praxis will ich nun
a) einen Eindruck geben davon, in welchem Maß Gewalt bei Paaren eine Rolle spielt;
b) auf die Frage eingehen, ob es ein Profil der Verhältnisse gibt, die zu Gewalt führen, und wie Frauen und Männer Rollen lernen, welche die ersehnte Intimität behindern, indem sie Muster von Dominanz und Untertänigkeit fördern;
c) aufzeigen, in welchem Maß das Spannungsfeld zwischen gesellschaftlichem Wandel mit der Suche nach neuen Leitbildern im Verhältnis der Geschlechter und dem Nachhinken der alltäglichen und psychologischen Wirklichkeit Konflikt und Gewalt stimulieren kann;
c) zum Schluß den Versuch wagen, darüber nachzudenken, welche therapeutischen Möglichkeiten zu gewaltfreien – wenn auch nicht konfliktfreien – Paarbeziehungen beitragen könnten.

Zum Ausmaß an gewalttätigem Konflikt und Gewalt bei Paaren

Ich will präzisieren: Es ist hier nicht die Rede von jener fruchtbaren Art des Streitens und der Auseinandersetzung, die zwar schmerzhaft, aber letztlich konstruktiv ist, weil sie Positionen klar macht und eine Verhandlungsbasis schafft, die das Paar im besten Fall zu einem differenzierten Umgang miteinander und zur individuellen Weiterentwicklung führt. Ich rede von jenem sterilen Dauerstreit, welcher das Klima tödlich vergiftet und zyklisch in körperliche Gewalttätigkeit ausartet. In einer amerikanischen Studie wird geschätzt, daß in jeder sechsten Ehe Gewalttätigkeit zwischen den Partnern mehr oder weniger zum Alltag gehört. Etwa fünf Millionen amerikanischer Frauen werden – gemäß dieser Studie – jährlich von ihrem Partner ernsthaft geschlagen oder sexuell mißbraucht, wobei die Dunkelziffer wesentlich höher sein könnte. In Deutschland sind – so Schmidt (op. cit.) – jährlich 7000 Anzeigen wegen Vergewaltigung vermutlich nur die Spitze des Eisberges. Die Annahme, daß Gewalt vorwiegend bei Unterschicht-Paaren mit einer Ansammlung von psychischen und sozialen Problemen, vor allem unter Alkoholeinfluß, vorkomme, wird in allen mir bekannten Studien widerlegt. Alkohol spielt allerdings bei der Entstehung und Chronifizierung von Gewalttätigkeit in allen Schichten eine bedeutende Rolle.

Selbst wenn wir es in unserer Praxis vorwiegend mit Angehörigen der sozial aufsteigenden Schichten zu tun haben sollten, kann niemand von uns das Problem Gewalt in intimen Beziehungen übersehen. Während ich an diesem Thema arbeitete, sah ich zum Beispiel ein Paar zum ersten Gespräch, das therapiegewohnt und differenziert über seine Probleme redete und auf den ersten Blick einen sanften, freundlichen Eindruck machte. Im Lauf des Gesprächs kam die Rede auf die kürzlichen Versuche der 40jährigen Frau, nach fast 20jähriger Paarbeziehung mit traditioneller Rollenverteilung Schritte in die Eigenständigkeit zu machen. Sie begann wieder zu musizieren, erteilte Stunden an einer Schule und verliebte sich dabei in einen jüngeren Kollegen. Als sie ihrem Mann von diesem Gefühl erzählte, geriet er, der sonst Sanfte, Vernünftige, in entsetzliche Wut. Er berichtete, wie er sich provoziert gefühlt hätte davon, daß seine bisher „moralisch unantastbare" Frau ihn derart hintergangen hätte, und wie er sie in blinder Wut zu würgen begann, bis sie fast erstickte. Natürlich ist das eine Vereinfachung der Ereignisse in dieser Paargeschichte. Was ich damit sagen will, ist lediglich, daß ich nicht weiß, ob das Paar den Mut gehabt hätte, über Gewalt zu reden, wenn ich nicht den Mut gehabt hätte, den angedeuteten Spuren zu folgen und genauer nachzufragen. Den Mut auch, in den Abgrund von Zorn und Trauer zu schauen, der sich dann auftut, wenn die tiefe Sehnsucht eines Partners nach Verschmelzung bedroht wird durch die Schritte des anderen in Richtung Eigenständigkeit.

Es muß also nicht immer die anfangs zitierte destruktive Pingpong-Situation in der Therapiestunde selber sein, die sporadische Ausbrüche von Gewalt vermuten läßt. Das Problem kann auch unter einer glatten, freundlichen Oberfläche lauern. Nicht selten erlebe ich übrigens, daß ein depressives oder auffällig aggressives Kind als „Eintrittskarte" für eine Familientherapie dient, in deren Verlauf sich ein massiver Paarkonflikt mit Gewalttätigkeit zwischen den Partnern herausstellt.

Gibt es ein Profil von Paarsituationen, in denen Gewalt vorkommt?

Zu den individuellen Motiven, welche zu Enttäuschung, Wut und Konflikt führen, gehören die idealisierten Vorstellungen des Partners und das Festhalten an Bildern, welche die Schattenseite, die häßlichen Gefühle, nicht zulassen. Bilder vom anderen können zu Visionen werden, die in ihm Möglichkeiten zum Blühen bringen, von denen er/sie selber kaum etwas ahnte (siehe dazu Kap. 4). Mit Bildern als Visionen meine ich besonders die *möglichen Wirklichkeiten*, die wir bei einem geliebten Menschen wahrnehmen. Die Schriftstellerin Anais Nin schreibt in einem Brief an Arthur Miller: „Die Vision, die Du von mir hast, bringt mich kraftvoll zum Leben." Eine alte Frau sagte mir zu diesem Thema einmal: „Erst durch meinen Mann entdeckte ich zu Beginn unserer Ehe meine musische Seite. Als Kind einer ärmlichen Familie und als Mädchen sah ich mich vorwiegend nüchtern, fleißig und pflichtbewußt. Als mein Mann mich mit den Kindern singen hörte, freute er sich über meine schöne Stimme und ermunterte mich, in einem Chor zu singen und sie zu schulen. Dadurch ist mir eine neue Welt aufgegangen, die mir auch nach seinem Tod lebendig bleibt." Die anderen Bilder jedoch, die Projektionen der eigenen ungelebten Seiten, werden oft zum Gefängnis für den Partner. „Ein Teil dessen, was die Leute in der Ehe suchen, ist ihre eigene zweite Hälfte. Jeder von uns ist in gewisser

Weise unvollständig; einige Seiten sind überentwickelt, andere vernachlässigt. Was uns fehlt, suchen wir in denen, die wir uns als Partner wählen, und bekämpfen es dann."(Kopp, 1978). Die Vorstellungen, die wir über uns, über andere und unsere Lebenswelt entwickeln, bestimmen die Art und Weise, wie wir mit den sogenannten Fakten umgehen. Sie können als Landkarten gedacht werden, geprägt von kollektiven Leitbildern und individuellen Lebensgeschichten. Sie sind aber auch abhängig von unserer Sozialisation als Männer oder als Frauen. „Das, was uns fehlt", hat einerseits mit dem zu tun, was wir als unerledigte Angelegenheiten aus unseren Herkunftsfamilien in eine Paarbeziehung mitbringen, aber auch mit jenen Seiten, die wir als Jungen und Mädchen in dieser Kultur zu wenig entwickeln konnten und die wir nun dem Partner zur Ergänzung unserer Mängel delegieren.

Ich möchte besonders auf den letzten Aspekt eingehen, indem ich hier kurz die Sozialisationsbedingungen westlicher Frauen und Männer in den letzten Jahrzehnten skizziere.

Nachdem die Sozialisation von Kindern lange Zeit vorwiegend an Jungen studiert und auf Mädchen extrapoliert worden war, wurden in den letzten Jahren die unterschiedlichen Bedingungen, unter denen künftige Frauen und Männer ihre Rollen lernen, untersucht. Zahlreiche Studien verweisen darauf, warum die Beziehungsvorstellungen von Männern und Frauen so verschieden sind, wie das die Soziologin Bernard meinte, als sie schrieb, „seine" Ehe und „ihre" Ehe seien zwei völlig verschiedene Dinge. In den Untersuchungen von Gilligan (1984) wird die Frage gestellt, warum Männer und Frauen nicht nur unterschiedlich mit Emotionen umgehen, sondern auch unterschiedliche Moralvorstellungen entwickeln. Lassen Sie mich ihre Ergebnisse skizzieren: Kleine Kinder werden in der Regel in unserer Kultur, oft auch in progressiven Familien, vorwiegend durch Frauen betreut. Daher entwickeln sowohl Jungen wie Mädchen ihre erste Bindung an die Mutter oder eine andere weibliche Bezugsperson und identifizieren sich mit weiblichen Wesens- und Ausdrucksformen. Für die Tochter kann die Fusion und Identifikation mit der Mutter als Objekt während der ganzen Entwicklung weitergehen. Um Frau zu werden, kann sie sich mit ihrem Vorbild auseinandersetzen, sich davon abwenden, darin verhaftet bleiben: Wie immer der Entwicklungsprozeß geschieht, hat das Mädchen eine *gleich*geschlechtliche Identifikationsfigur.

Um in unserer Gesellschaft zum Mann zu werden, muß jedoch der Junge sich im Lauf seiner Entwicklung von der Mutter lösen, sich klar von ihr abgrenzen, um sich am männlichen Ideal der *Autonomie* zu orientieren. Die Ablösung von der Mutter geschieht, so die Untersuchungsergebnisse, oft abrupt, radikal und auf Kosten dessen, was der Sohn an weiblichen Erlebensweisen und Vorstellungen gelernt hat. Der direkte Umgang mit Gefühlen und Stimmungen zum Beispiel und die Weichheit und Zärtlichkeit, die der kleine Bub mindestens so sehr erlebt und gezeigt hatte wie seine Schwester, müssen von ihm zurückgenommen, sozusagen verlernt werden. Dies geschieht vor allem in den Situationen, in denen der Vater oder Vaterfiguren dem alten männlichen Rollenbild entsprechen und die Kinder an die Mütter delegieren. „Und unsere Herzen sitzen wie auf Stühlen und sehn der Liebe zu", beschreibt Erich Kästner diesen Zustand und beneidet die Frauen darum, daß sie weinen dürfen.

Vereinfacht ausgedrückt, kann man aufgrund dieser Studien annehmen, weibliche Moral bedeute, daß Frauen in unserer Kultur auf *Bezogenheit* zu anderen, auf emotionale Nähe und auf Verantwortlichkeit für Beziehungen ausgebildet werden. So wurde von Gilligan (op. cit.) beobachtet, daß Mädchen eher entscheiden, ein Spiel aufzugeben, wenn sich ein Konflikt anbahnt, als diesen miteinander auszutragen. „Weibliche Moral" heißt gemäß ihrer Untersuchung: Mädchen und Frauen verzichten zur Erhaltung einer harmonischen Beziehung lieber auf das Eigene, den persönlichen Erfolg zum Beispiel, und spalten ihre Aggressionen ab.

Jungen, so Gilligan, neigen in einer ähnlichen Situation dazu, trotz heftiger Auseinandersetzungen weiter zu spielen und um den Erfolg zu kämpfen. „Männliche Moral" heißt also, daß persönliche Unabhängigkeit ihnen wichtiger ist als Bezogenheit oder aber, daß sich für sie beides vereinbaren lassen muß, selbst wenn ihre persönlichen Gefühle dabei auf der Strecke bleiben. – Natürlich rede ich hier von Tendenzen der geschlechtlichen Sozialisation, nicht etwa von Naturgeschehen!

Wenn man Profile von Paarsituationen studiert, in denen *Gewalt* ins Spiel kommt, fällt auf, daß die entsprechenden Interaktionsmuster wie eine Karikatur der eben geschilderten erlernten männlichen und weiblichen Verhaltensweisen in der heutigen westlichen Kleinfamilie wirken. *Männer* werden in der erwähnten Studie als auffallend konservativ bezüglich ihrer Vorstellungen des „richtigen Mannes" und der „richtigen Frau" beschrieben. Sie erwarten von der Frau emotionale Versorgung und Anpassungsbereitschaft, von sich selber Sachlichkeit, Autonomie um jeden Preis und die Vorherrschaft in der Paarbeziehung. Emotionale Anliegen können diese Männer schwer artikulieren, und besonders schwer fällt ihnen der sprachliche Ausdruck von negativen Gefühlen. Außer der Paarbeziehung haben sie kaum persönliche, nahe Kontakte und sind auch in der Arbeitswelt oft isoliert. Ihre Biographie zeigt, daß solche Männer in ihrer Kindheit oft Aggressionen als körperliche Gewalt gegenüber sich und gegenüber ihren Müttern erlebt haben, nicht selten aber auch von der eigenen unterdrückten Mutter geschlagen wurden. Ihr überwältigendes Bedürfnis nach Nähe, gekoppelt mit Angst um den Verlust naher Beziehungen, läßt sie leicht zu Verfolgern werden.

Die *Frauen* in solchen Paarbeziehungen orientieren sich ebenfalls an traditionellen Vorstellungen von Männlichkeit und Weiblichkeit, selbst wenn sie verdeckt dagegen rebellieren. Die Wahl eines gleichzeitig emotional ausgehungerten, vordergründig „chauvinistisch" wirkenden Partners soll ihnen ermöglichen, besonders weiblich und anziehend zu bleiben, in der Tochterrolle zu verharren, um zu verführen und sich führen zu lassen. Ihre Biographie weist oft eher subtile Formen von Gewalt auf, die Gewalt der „ganz normalen Familie", die mit ihrem Gewächshausklima von Bindung und Verwöhnung ein besonders wirksames Unterdrückungsmanöver darstellt. In der Rolle als Vater-Töchter mit der Idealisierung der heilen Ursprungsfamilie, von der sie sich emotional nicht abgelöst haben, ist es diesen Frauen kaum möglich, je eine eigene Position in der Paarbeziehung zu halten und klar auszudrücken, was sie wollen und was nicht. Von ihren Müttern konnten sie das nicht lernen, und dem Vater gegenüber bleiben sie – in inzestuösen Beziehungsphantasien, die manchmal einen *realen* Hintergrund haben – in der Rolle des kleinen Mädchens gefangen. Auch wenn ihre sprachlichen Fähigkeiten, vor allem was Gefühle und Beziehungskompetenz betrifft, weit differenzierter sind als beim Mann, gelingt es einer solchen „Tochter" oder „Prinzessin"-Frau kaum je, damit bei ihm anzukommen. Die sprachliche und emotionale Farbigkeit der Frau fasziniert und bedroht den Mann gleichzeitig, da er ihr auf dieser Ebene nicht gewachsen ist und oft den Eindruck hat, sie rede eine Fremdsprache, deren Vokabular sie ihm vorenthält. Dadurch wird ihm sein Mangel immer wieder neu vor Augen geführt. Sein Rückzug in Schweigen oder Rationalität bewegt die Frau zu verzweifelter emotionaler Verfolgung. Wenn sie ihn damit nicht erreicht und sich aus Zorn über seine emotionale Barriere affektiv und körperlich von ihm zurückzieht, explodiert er schließlich, oft mit physischer Gewalt. Selbst in Situationen, wo sie sich „dem Frieden zuliebe" sexuell gefügig zeigt, kann der sich unterlegen fühlende Mann zu solch extremen Machtdemonstrationen greifen, wie ich sie bei dem Paar aus meiner Praxis beschrieben habe. Barz (1987) beschreibt diesen Konflikt anhand des Märchens von Blaubart, der vernichtet, was er liebt.

Typischerweise verlaufen solche Interaktionssequenzen *zyklisch:* auf einen gewalttätigen Ausbruch folgt oft eine Phase der Versöhnung. In dieser Sequenz erlebt das Paar nicht selten eine intensive Form von Intimität, wie sie bei den üblichen polarisierten Rollen sonst nicht möglich ist. Es scheint, daß diese Versöhnungsrituale viele Frauen davon abhalten, der Gewalt durch Trennung oder das Aufsuchen einer Beratungsstelle ein Ende zu setzen, und daß damit Männern erspart wird, andere als brutale Formen der Auseinandersetzung zu suchen, was ihre Wut gegen sich selbst erhöht.

Was ich aufzeigen wollte, ist, *daß Gewalt in Paarbeziehungen über die persönliche Biographie und die jeweils einmalige Paarkonstellation hinaus eng mit biographischen und gesellschaftlichen Bedingungen vernetzt ist.* Die beschriebene „normale" *Polarisierung* weiblicher und männlicher Identität wirkt sich im Alltag auf das individuelle Fühlen und Handeln der Partner so aus, daß die von beiden ersehnte *Intimität* kaum je erlebt wird. Der Beziehungsmodus des Paares ist ein vertikaler, von gestörten Machtverhältnissen geprägter, im Gegensatz zum partnerschaftlich horizontalen. Vater-Tochter oder Mutter-Sohn Verhältnisse herrschen vor, Beziehungsformen also, in denen eine gewisse Pflege und Versorgung, ein Führen und Geführtwerden, aber keine Auseinandersetzung zwischen Gleichgestellten möglich ist. „Nurturance is not Intimacy" (Pflegen und Gepflegtwerden ist nicht gleichzusetzen mit Intimität) sagt dazu Rubin (1983) in „Intimate Strangers". Wenn Nähe und Distanz durch das eben beschriebene Muster instrumenteller Überlegenheit und emotionaler Hilflosigkeit des Mannes bzw. instrumenteller Unterlegenheit und emotionaler Vorrangstellung der Frau geregelt wird, benützen Frau und Mann nicht selten ihre *Körper als Machtquellen*. Die Frau entzieht sich körperlich, der Mann verfolgt und beherrscht sie körperlich, und da er ihr auf dieser Ebene meistens überlegen ist, kann das Ritual für sie lebensgefährlich werden. Es ist übrigens eine – auch unter Therapeuten existierende – Wahnvorstellung, daß Sexualität die Triebkraft für sexuelle Gewalt sei. In Wirklichkeit geht es um Macht. Auch Vergewaltigungen von Männern haben mit Homosexualität meist nichts zu tun, sondern oft mit Rachsucht.

Gesellschaftlicher Wandel und das Nachhinken psychologischer und alltäglicher Wirklichkeit

Die Frage stellt sich, warum bei dem offensichtlichen gesellschaftlichen Wandel in Richtung *Ehe als Partnerschaft* mit dem Leitbild von Frau und Mann als *Gleichgestellten* nach wie vor so viele Ehen nach dem Prinzip Dominanz – Unterdrückung funktionieren.

Eine Antwort könnte sein, daß psychologische und alltagsweltliche Realität meist hinter sozialpolitischen Veränderungen nachhinkt. Alte geistige Landkarten, auch wenn sie der sich wandelnden Landschaft nicht mehr entsprechen, vermitteln die Illusion der Sicherheit. Und je mehr die Welt, in der wir leben, in Bewegung gerät, je mehr wir mit den gegensätzlichsten Strömungen und immer neuen Vorstellungen von Apokalypse konfrontiert sind, desto mehr klammern wir uns an die alten vertrauten Bilder. Desto eher auch bewegen wir uns in den alten Rillen, welche Voraussehbarkeit und damit Sicherheit versprechen. Außerdem: so alt sind die Bilder von Paarbeziehungen mit der Frau als Herz und dem Mann als Kopf dann auch wieder nicht. Noch 1954 schrieb Theodor Bovet: „Wenn dagegen der Mann die volle Verantwortung als Haupt übernimmt und die Frau als Herz die Familie mit pulsierender Seelenwärme erfüllt, dann ist auch für die Kinder die beste Grundlage für eine glückliche Entwicklung geschaffen ...".

Nur ein gutes Jahrzehnt später wurde das Buch der O'Neills, „Offene Ehe", auch in Europa zum Bestseller. Eine Vielfalt von Ehevorstellungen existieren auch heute nebeneinander: das Bild von Ehe als *Verschmelzung*, wie es sich seit dem 19. Jahrhundert entwickelt hat und zu dem die erwähnte Rollenpolarisierung gehört, neben älteren Vorstellungen von Ehe als *Bündnis* oder Ehe als *Institution* und dem Bild von Ehe als *Partnerschaft*. Die Tendenz geht Richtung Individualisierung von Struktur und Kultur der Familie, aber die Wünsche nach den Werten, die zu gemeinschaftlichen statt individualistischen Lebensformen gehören, sind tief verankert. Die Sehnsucht nach der zur gemeinschaftlichen Lebensform gehörenden fraglosen Orientierung mit bindenden Regeln, Stabilität der Weltanschauung, Gemeinschaftszwang und Eingebundensein in Tradition scheint vor allem jenen Männern eigen, die ihre Identität ausschließlich aus Beruf und Familie beziehen, wobei die Familie oder Partnerin regenerative Funktionen auf die Arbeit hat: Ehe und Familie sollen ein Naturreservat für Männer (und heranwachsende Kinder) sein, in dem sie sich vom Kampf in der Welt draußen erholen können. Frauen optieren oft selber auch für diese Vorstellungen, solange die Kinder klein sind und sie ausschließlich auf die Familie bezogen leben. Wenn die gleichen Frauen dann, zum Beispiel in der mittleren Lebensphase, aufbrechen zu neuen Ufern, wenn sie eine Form suchen, die Beziehung als Ort der Selbstfindung voraussetzt, mit egalitären Vereinbarungen und einer Vielfalt möglicher Spielräume, die individuelle Entwicklung erlauben, geraten ihre Männer nicht selten in Panik. Eine wesentliche Quelle ihrer Identität droht zu versiegen, wenn ihre Frauen die Flügel ausbreiten und unabhängiger werden von der alten Rollenverteilung.

Zum Verständnis dieses Konflikts, dem wir in der Paartherapie täglich begegnen, dem Kampf um das Festhalten an alten oder dem Vereinbaren von neuen Spielregeln, kommen wir nicht darum herum, die *Machtverhältnisse* zwischen den Partnern zu analysieren.

Ich habe bereits als eine typische Machtquelle von Frauen ihren Körper, ihre sexuelle Attraktivität und ihre Gebärfähigkeit genannt sowie ihre sprachlichen Möglichkeiten. Dazu muß nachgeholt werden, daß diese „weiblichen" Machtquellen an den engen Kontext der Paarbeziehung oder Kleinfamilie gebunden sind. Ihre Artikulations- und Erkenntnis-Kompetenzen als Machtquellen werden für Frauen in der Öffentlichkeit und auch im wissenschaftlichen Bereich jedoch eher zur Ohnmacht, wie zahlreiche Analysen zeigen. Eine wichtige Machtquelle von Frauen können, wie erwähnt, die Kinder sein. Aber auch die Ressource ist, wie die weibliche Beziehungsfähigkeit, an den engen Rahmen der Kleinfamilie gebunden und, wie körperliche Attraktivität, vorübergehend. Männer verfügen in unserer Gesellschaft, selbst dort, wo sie sozial benachteiligt sind, fast immer über Machtquellen, die über den engen Rahmen von Paar und Familie hinausreichen: Geld, Partizipationsmacht, z. B. an öffentlichen Einrichtungen, sowie Organisationsmacht. Die Analyse der ehelichen Machtverhältnisse ergibt ein eher düsteres Bild der Situation vieler Frauen. „Sofern sie nicht im kleinsten System der Familie und Nachbarschaft, festgehalten oder von der Arbeit weg in dieses zurückgeschickt wird – abhängig von den Ressourcen und sozialen Austauschbeziehungen des Mannes und schlecht belohnt für fürsorgliches, sensibles, liebevoll-spontanes Verhalten – füllt sie in anderen Systemen die unteren Etagen" (Staub-Bernasconi, 1987).

Gegen diese soziologische Definition weiblicher Machtdefizite und männlicher Vorrangstellung gibt es Einwände von zwei Seiten: der psychoanalytischen und der systemtheoretischen. In einigen Schulen der Psychoanalyse wird die Situation, die ich eben beschrieben habe, als pathologische Tendenz beider Partner zu *sado-masochistischen* Beziehungsformen interpretiert, wobei die Frau typischerweise den masochistischen Teil übernehme. In systemischen Vorstellungen von Paarbeziehungen wird betont, daß *Opfer und Täter* als Rollenträger in sozialen Systemen *austauschbar* seien. Das heißt, daß dort, wo Macht sei, immer auch Ohnmacht bestehe. „Die mächtigen Mütter" und die „kastrierenden Frauen" spielen als Begriffe in beiden Therapieformen nach wie vor eine Rolle, während Männer in Therapie oft als „letztlich psychologisch schwach und hilflos" beschrieben werden. Das alles ist nur verständlich, wenn Begriffe wie Macht und Ohnmacht im engen psychologischen Rahmen einer Paarbeziehung oder Kleinfamilie definiert werden, ohne daß wir fragen, welche spezifischen Ressourcen bzw. Machtquellen den Partnern über diesen Kontext hinaus zur Verfügung stehen oder fehlen. Die Frage muß deshalb gestellt werden, weil zum Beispiel die Möglichkeiten einer Frau, eine Beziehung zu verlassen, in der gewalttätiger Konflikt zur Tagesordnung gehört, genau von diesen kontextübergreifenden Machtquellen abhängig sind. Wo dieser Aspekt ignoriert wird, pathologisiert und individualisiert Therapie das, was Ausdruck gängiger gesellschaftlicher Verhältnisse ist.

Zwei Fragen bleiben: Wieso gibt es die zu Gewalt tendierende Beziehungsform bei Paaren so oft, und: Ist es doch wahr, daß Frauen heimlich Komplizinnen der Machtakte der Männer sind, also letztlich selber schuld, wie dies in vielen Vergewaltigungsprozessen immer wieder behauptet wird?

Als Antwort auf die erste Frage meine ich, daß die Liebes- und Entwicklungsmöglichkeiten eines Paares wesentlich von seiner Fähigkeit abhängen, Nähe und Distanz, Oben und Unten immer wieder so zu vereinbaren, daß für beide Partner Begrenzung und Freiheit sich auf Dauer die Waage halten. Da Paare aber keine Inseln sind, sondern vernetzt mit gesellschaftlichen Bedingungen, welche die ungleichen Wahlmöglichkeiten von Frauen und Männern – trotz aller Ansätze zu Veränderung – nach wie vor aufrechterhalten, ist Wandel in der privaten Sphäre des Paares schwierig. Als Therapeuten tun wir gut daran, diese Vernetzung zu sehen und nicht zu individualisieren, was allgemeine Lebensbedingungen sind. Die Kunst der Therapie scheint *auch* darin zu liegen, im Erkennen der gesellschaftlichen Verhältnisse individuelle Freiräume finden zu helfen, die mit der Zeit auch die gesellschaftlichen Bedingungen beeinflussen und in Richtung Partnerschaft statt Kampf der Geschlechter verändern.

Die zweite Frage nach den „Frauen als Komplizinnen männlicher Gewalt" ist eine heikle. Schmidt (op. cit.) befaßt sich mit ihr in bezug auf das Thema sexuelle Gewalt. „In unserer Gesellschaft brechen diese (grausamen) Seiten der Sexualität immer wieder unkontrolliert durch, in sexueller Aggression, in Vergewaltigung, in der tagtäglichen Anmache und sexuellen Entwertungen von Frauen, im Interesse an Pornographie, in den Perversionen: *oder* sie werden verdrängt und verleugnet und führen zu einem Versanden und Ersticken der Sexualität, die alltäglich, routiniert, bedeutungslos, unlebendig geworden ist." Daß die Beziehung zwischen Mann und Frau immer gleichzeitig mit der Sehnsucht nach Verschmelzung und der damit verbundenen Angst vor dem Verschlungenwerden, der Wut über die Abhängigkeit und der Angst vor dem Verlassenwerden zu tun hat, scheint einleuchtend. Und daß das tapfere Verschließen der Augen vor diesen Dimensionen zugunsten des Ideals der heilen Familie oder des heilen Paares erst recht Gewalt brüten kann, habe ich mit dem Beispiel des sanften Paares aus meiner Praxis illustriert.

Die Idee, daß die Rollen von Opfern und Tätern umkehrbar seien, hat einen durchaus versöhnlichen Aspekt: Daß jeder Mensch beide Möglichkeiten in sich hat, sowohl Täter als Opfer sein kann, leuchtet psychologisch ein und entlastet ein Stück weit den Täter. Daraus zu folgern, diese Rollen seien *jederzeit* umkehrbar, sozusagen die eine in der anderen gleichzeitig enthalten, ignoriert einmal mehr den sozialen Kontext von Beziehungen und die damit verbundene Ungleichheit. Ein Kind oder eine Frau, die geschlagen werden, *sind* in dieser Situation Opfer! Natürlich können sie beide durch diese Erfahrung zu Tätern werden, wenn sie dereinst über die entsprechenden Machtquellen wie Körperkraft, Geld oder Artikulationsfähigkeit verfügen. Und es trifft auch zu, daß es nichts Entsetzlicheres gibt als ehemalige Opfer, die zu Tätern werden.

Daraus jedoch zu folgern, daß Frauen Lust an Gewalt hätten und diese darum bei Männern provozieren, folgt der alten und schrecklichen Ideologie von den Opfern, die selber schuld seien, weil man die realen Verhältnisse, unter denen sie ihre Rolle lernten, ignoriert. Es ist nicht zu leugnen, daß sozial Unterdrückte zu Listen der Ohnmacht greifen und daß sie heimlich die Fäden ziehen lernen, wo sie offen keinen Einfluß nehmen können. Daraus aber ein „natürliches weibliches Bedürfnis" nach Gewalt abzuleiten, ist verheerend. Therapeutisch hilfreich sind für mich die Ideen zu dieser Frage, welche Goldner et. al. (1992) aufgrund ihrer Untersuchungen zu Liebe und Gewalt entwickelt haben. Sie verweisen darauf, daß bei den untersuchten Paaren die Konstruktion einer Geschlechtsidentität, welche auf *Gegensätzen* beruht und die „natürlichen Ähnlichkeiten" von Frau und Mann unterdrückt, dazu führt, daß jeder im anderen das beansprucht, was er oder sie selber verloren hat. Zur Lösung chronifizierter Gewalt müssen die beiden ihre *Ähnlichkeiten* verstehen lernen, indem der Mann sein eigenes Abhängigkeitsbedürfnis anerkennt und die Frau ein Bewußtsein als unabhängiges Subjekt entwickelt. Konkret heißt das, daß in einer Beratung Frauen nicht beschuldigt werden, die Opferrolle „nötig" zu haben, sondern unterstützt darin, die internalisierte Vorstellung ihrer Hilflosigkeit aufzugeben und Gewalt nicht mehr einfach zu erwarten und hinzunehmen. Männer werden nicht als hilflose Opfer ihrer Triebe behandelt, sondern als aktiv Verantwortliche für die Art, wie sie mit ihren Machtansprüchen und Ohnmachtserfahrungen umgehen und im Erlernen neuer Ausdrucksmöglichkeiten unterstützt.

Was heißt das für Paartherapeuten und Paartherapie?

Folgende Erkenntnisse aus der therapeutischen Praxis sind mir wichtig:

Daß wir als Therapeutinnen und Therapeuten, auch wenn wir problemlösungsorientiert arbeiten, die „dunkle Seite der Liebe", also Aggression und Angst, erkennen und als möglicherweise unlösbaren Konflikt mittragen, ohne uns in einfache Formeln von „natürlichem" weiblichen Masochismus und „natürlichem" männlichen Sadismus zu flüchten, welche diese dunkle Seite erklären sollen.

Während der Konflikt zwischen Liebe als Verschmelzung, Angst davor und Wut unlösbar scheint, ist Gewalt in menschlichen Beziehungen *keine* Naturerscheinung, sondern eine Funktion polarisierter Geschlechtsrollen, welche Intimität und Entwicklung beider Partner behindern. Das heißt: Gewalt kann nur verstanden und modifiziert werden, wenn sie in Dimensionen gefaßt wird, die *über* das Individuum und die Dyade hinaus die kulturellen und sozialen Bedingungen von Paaren und Familien berücksichtigen.

Das bedeutet, daß gewalttätige Konflikte zwischen Mann und Frau nicht gelöst werden können, wenn nicht gleichzeitig *reale* Schritte zur Veränderung ihres bisherigen Rollenverständnisses, ihrer Rollenverteilung und der Verteilung ihrer Ressourcen gemacht werden. Auf Handeln übersetzt heißt das: alte Leitbilder in Frage stellen und neue Spielregeln finden und vereinbaren helfen, welche schließlich eine befriedigendere Balance von Nähe und Distanz, Macht und Ohnmacht zulassen für beide, Mann und Frau. Dabei scheint mir wichtig, daß wir als Therapeuten keine Angst haben vor der Angst der Partner, Macht abzugeben oder zu beanspruchen. Wenn ich mich zum Beispiel als Therapeutin nicht abschrecken lasse von den Machtansprüchen eines Mannes, die dieser vielleicht auch mir gegenüber aggressiv ausdrückt, sondern ihm den Preis aufzeige, den er zum Beispiel in der Form der – auch gewalttätigen – Passivität seiner Partnerin zahlt oder in seiner Selbstausbeutung als ewiger Held, hat er eher eine Chance, als wenn ich ihn in typischweiblicher Manier schütze. Und wenn ich eine Frau dazu provozieren kann, Stellung zu nehmen, statt auf passiv-verdeckte Art, durch Liebesentzug oder Rückzug zu den Kindern, ihren Partner zu manipulieren, so wird ihr das – auch wenn sie vorübergehend mit

Liebesverlust bezahlt – auf Dauer mehr nützen, als wenn ich sie bloß mitleidig schütze.

Weiter meine ich, daß wir als Therapeutinnen und Therapeuten nicht darum herum kommen, selber Stellung zu beziehen, wenn es um Gewalt geht. Wer nicht Stellung bezieht in der Auseinandersetzung zwischen Überlegenen und Unterlegenen, und das betrifft auch Eltern und Kinder, stellt sich immer auf die Seite der Überlegenen. Stellung beziehen heißt meines Erachtens: in einem „Rahmenvertrag" für die Therapie mit den Betroffenen zusammen vereinbaren, welches die Konsequenzen erneuter Gewalttätigkeit sein sollen: beispielsweise physische Trennung, Einbeziehung einer Behörde usf. Solche Rituale bannen oft die Angst vor Kontrollverlust bei beiden Partnern und weisen gleichzeitig unmißverständlich darauf hin, daß Gewalt nicht bagatellisiert wird. Bei diesen Vereinbarungen hilft mir übrigens immer wieder die Überzeugung, daß die sogenannten Täter *letztlich* wirklich auch Opfer sind, das heißt so unglücklich wie jene, die von ihnen geschlagen werden. Ich meine, diese Haltung sei kein Widerspruch zum vorher Gesagten, sondern eine andere Perspektive desselben Geschehens, eine andere Interpunktion im zeitlichen Prozeß.

Gleichzeitig ist es sinnvoll, *neue Rituale* einzuführen, welche Aggression nicht unterdrücken, sondern in andere Bahnen lenken. Dazu gehört meines Erachtens vor allem, daß die zur Wut gehörende Trauer fühlbar werden kann – eine Trauer, die blinde Zerstörung unmöglich macht.

Zum Schluß möchte ich noch darauf hinweisen, daß das therapeutische Konzept, wonach „Ventilieren" von Aggression der Katharsis und der Abfuhr von Aggression in weniger destruktive Kanäle diene, in bezug auf Gewalt gefährlich ist. Aggressives Verhalten in einer Beziehung führt zu mehr Aggression, dafür gibt es nicht nur das Alltagswissen „wer Wind sät, wird Sturm ernten", sondern auch Hinweise aus sozialpsychologischen Untersuchungen. Meine Aufgabe als Therapeutin sehe ich darin, die Botschaften und Signale zu erkennen und die Anliegen und Wünsche jedes Partners in verständliche Formen überleiten zu helfen, die hinter jedem gewalttätigen Konflikt versteckt sind. Ich scheue mich dabei nicht, deutlich zu sagen, daß meines Erachtens „Sich schlecht fühlen kein Grund für schlechtes Benehmen" ist. Wenn es mir gelingt, der Versuchung zu widerstehen, mich mit dem sogenannten Opfer gegen den sogenannten Täter zu verbünden, oder den sogenannten Täter von seiner Verantwortung zu befreien, besteht eine gute Möglichkeit, daß Mann und Frau neue, gewaltfreie Perspektiven für sich selber und den Umgang miteinander finden.

Literaturhinweise

Barz, Helmut (1987): Blaubart: Wenn einer vernichtet, was er liebt. Zürich

Bernard, Jessie (1972): The Future of Marriage. New York: Bantam

Gilligan, Carol (1982): Die andere Stimme. München

Goldner, Virginia/P. Penn/M. Sheinberg/G. Walker (1992): Liebe und Gewalt: Geschlechtsspezifische Paradoxe in instabilen Beziehungen. In: I. Rücker-Embden-Jonasch und A. Ebbecke-Nohlen (Hrsg.) (1992): Balanceakte. Heidelberg

Kopp, Sheldon B. (1978): Triffst du Buddha unterwegs – Psychotherapie und Selbsterfahrung. Frankfurt

Rubin, Lillian B. (1983): Intimate Strangers. New York: Harper & Row

Schmidt, Gunter (1988): Das grosse Der Die Das. Über das Sexuelle. Hamburg

Staub-Bernasconi, Silvia (1987): Herrschaft als „zweite Natur" der Frauen und Frauenbewegung? In: List E. und Weisshaupt B. (Hrsg.) Was Philosophinnen denken. Zürich

Kapitel 7

Probleme mit Intimität und Sexualität
Zugangswege systemischer Therapie

*Zu unseren Körpern, zu dem, was unsere
Körper unter Liebe verstehen, fällt uns
nichts mehr ein. Wenn ich mich umsehe bei
unseren Freunden und Bekannten, be-
schleicht mich obendrein das Gefühl, daß
wir nicht die einzigen sind, denen nichts
mehr einfällt dazu, und daß uns allen recht
geschieht.*
Ingeborg Bachmann, Ein Wildermuth

... uns allen recht geschieht? Weil wir unsere Leidenschaft in eine
verbindliche Beziehungsstruktur eingesperrt, „mit kaltem Wasser
übergossen und damit der Langeweile die Türen geöffnet haben"?
(von Matt, Literaturwissenschaftler, 1989). Bachmanns Geschichte
von Wildermuth, der als migränegeplagter Oberlandesgerichtsrat
seine frühere Lust an der Wahrheit und an der Leidenschaft nur
noch in der Rubrik „Unglücksfälle und Verbrechen" findet, nicht
mehr bei seiner Frau, trifft den Kern der Sache, der ich in diesem Kapitel nachgehen will. Sie handelt vom Mythos der Unvereinbarkeit
von Erotik und Ehe und von Lustverlust in Paarbeziehungen. Ehe
oder eine andere verbindliche Zweierbeziehung wird damit als in-
stitutionalisierte Liebesleere beschrieben, als die falsche Form von
Liebe. Das Absterben der Lust und der damit begründete „Liebesverrat" in Form von innerer erotischer Langeweile oder von Sexualität, die nur noch in Außenbeziehungen lebt, sind *die* Themen der
Weltliteratur, des Theaters und des Films. Und sehr oft sind sie
auch *das* Thema von Paaren, die in Therapie kommen ... Aber ähnlich wie der zitierte Literaturwissenschaftler es von seinem Metier
behauptet, stehen auch Paartherapeutinnen und -therapeuten dieser scheinbar unausweichlichen Verknüpfung von Verbindlichkeit
und erotischer Langweile ratlos gegenüber. Was sollen wir als Begleiter von Paaren in Krise damit anfangen, daß der Mythos die Mo-

ral des Abendlandes so geprägt hat, „daß alles unbedingte Glück nur außerhalb der Ehe, gegen die Ehe, im Bruch der Ehe auf Tod und Leben gesehen werden kann" (von Matt, op. cit.), und dennoch die meisten Paare in Therapie kommen, weil sie zusammenbleiben und ihre emotionale und erotische Lebendigkeit wiederfinden wollen? Was, wenn wir selber als Professionelle im privaten Bereich von diesem Mythos berührt sind?

Sexualtechnokratisch wird das beschriebene Phänomen als „Appetenzstörung", alltäglicher als „Lustverlust" bezeichnet. Frank et. al. (1978) berichten in einer Untersuchung von hundert jüngeren Paaren aus der amerikanischen Mittelschicht, die sich als relativ glücklich bezeichnen, daß 60 Prozent der Frauen und 40 Prozent der Männer häufig oder gelegentlich sexuelle Lustlosigkeit erleben bzw. oft längere Zeit keinen sexuellen Kontakt haben miteinander. Eine Befragung von 6000 verheirateten Frauen und Männern, ebenfalls in den USA (Blumstein, Schwartz 1983), widerspricht diesen Resultaten insofern, als sie die Häufigkeit sexueller Kontakte mit der Zufriedenheit von hetero- und homosexuellen Paaren korreliert. In meiner eigenen Praxiserfahrung und einer diesbezüglichen Untersuchung (Welter-Enderlin 1992) spielt bei etwa zwei Dritteln aller Paare in Therapie gelegentliche oder dauernde sexuelle Lustlosigkeit eine leidbringende Rolle. Bloß reden Paare in Therapie meistens nicht direkt von der Leidenschaft, die ihnen abhandengekommen ist, sondern tragen ihre Enttäuschungen und ihre Unzufriedenheit mit dem Leben und miteinander auf anderen Schauplätzen aus. Es sei denn, sie werden direkt nach ihren alltäglichen Erfahrungen mit Intimität und Sexualität gefragt ... Nur schon die Definition der erwähnten Begriffe ist schwierig, besonders jener der Intimität. „Intimare" bedeutet von seiner Wurzel her „erkennen" (und erkannt werden). Ich verstehe darunter das Erkennen sowohl der Ähnlichkeit als auch der Andersartigkeit des Partners oder der Partnerin, was immer auch ein Stück Annahme seiner oder ihrer Fremdheit bedeutet. Intimität *entsteht* aus dem zugewandten Gespräch und *ermöglicht* gleichzeitig einen fortgesetzten, persönlichen Dialog zwischen zwei Menschen.

„Persönlicher Dialog" meint das Gespräch mit offenen Augen und mit Blickkontakten, welches Erkennen des Du ermöglicht. Es schließt Abgrenzung auch in Form von Aggression mit ein und verhindert dadurch stumme, zähe Feindseligkeit. Eine solche Erfahrung von Intimität unterstützt die Gewißheit persönlicher Autonomie und von Zugehörigkeit zueinander wie auch zu denen, die vor uns kamen und nach uns sein werden. Den Begriff Intimität verwende ich hier also nicht gleichbedeutend mit Sexualität, wie es in der Alltagssprache manchmal heißt – „die zwei sind intim miteinander" –, sondern im Sinne von „Wurzeln" in der Bezogenheit zum anderen. Sexualität und Leidenschaft finden sich am anderen Pol des Kontinuums von Bindung und Erregung und beziehen sich auf individuelle Differenzierung, auf das „Ich"-sagen-Können sowie die grundlegende Erfahrung beider Partner, in ihrem Körper zu Hause zu sein.

Nach meiner Auffassung gehört das Thema der fehlenden emotionalen Intimität und sexuellen Lust zum Alltag von Paaren in unterschiedlichen Lebensphasen und damit zur paartherapeutischen Allgemeinpraxis. Das Leiden an Lustlosigkeit in verbindlichen Beziehungen kommt nach meiner Erfahrung weit häufiger vor als die eigentlichen sexuellen Funktionsstörungen (z. B. Impotenz oder Vaginismus), mit welchen Hilfesuchende von Ärztinnen oder Ärzten meist direkt an die medizinische Sexualsprechstunde überwiesen werden. Wie aber steht systemische Paartherapie zum Umgang mit Sexualität in ihren alltäglichen Spielarten, zum Mythos der Unvereinbarkeit von Leidenschaft und Verbindlichkeit und zum Erlöschen der Lust, wenn Frau und Mann „nichts mehr einfällt zu dem, was ihre Körper unter Liebe verstehen", wie die Dichterin es ausdrückt? Reich (1987) meint dazu: „Die Familientherapie erscheint, wie alle modernen Psychotherapieformen, auch die modernen Richtungen der Psychoanalyse, als weitgehend asexuell." Ich kann mich dieser Einschätzung anschließen: Die Asexualität und das Ignorieren von Themen wie Lust und Leidenschaft in modernen Psychotherapien, zu denen ich auch die systemische Paartherapie zähle, fällt mir sowohl in den Therapietheorien, in der Ausbildung als auch in der Praxis auf. Ich denke, daß es für die Asexualität von Paartherapie plausible und weniger plausible Gründe gibt. Systemische Therapietheorien und Ausbildungsmodelle haben bisher wenig beigetragen zum Verständnis von und zum Umgang mit Intimität und Sexualität. In berechtigter Abgrenzung zu den ursprünglich eher normativen, verhaltenstechnischen Methoden der Sexualtherapie (Schnarch 1993) ist die systemisch-konstruktivistische Sichtweise, wonach alles, auch Lust und Intimität, Ansichts-

und Privatsache sei, als Gegengewicht zu den normativen Leistungsansprüchen der sexuellen Liberalisierung gewiß wünschenswert. Im Zeitalter der „Tyrannei der Intimität" (Sennett 1986) braucht überdies die Durchdringung des Privaten durch das Öffentliche nicht auch noch in der Therapie gefördert zu werden. Auch dies erscheint als ein respektabler Grund für die beobachtete Zurückhaltung bzw. Asexualität systemischer Therapiemodelle. Es kann ja wirklich nicht unsere Aufgabe sein, einzudringen in die Privatsphäre eines Paares oder gar Regeln für „gute" Intimität und Sexualität zu formulieren. Die „postmoderne" Vielfalt und Subjektivität der Werte, ein Markenzeichen systemisch-konstruktivistischer Therapietheorien, verbietet solches Eindringen geradezu.

Eine andere, ebenfalls respektable Überzeugung des systemischen Menschenbildes lautet: Bleiben wir als Therapeuten bei dem, was unsere Klienten, die Kundigen, uns an Symptomen oder Anliegen präsentieren, und versuchen wir, ihre Sicht auf mögliche Alternativen von Bedeutungen und Verhaltensweisen zu erweitern, zum Beispiel mittels Fragetechniken wie „was wäre wenn" oder „nehmen Sie an, ein Wunder geschähe". Nur ja nicht als Experten auftreten, heißt die berechtigte Devise, in Abgrenzung zu direktiven, verhaltensorientierten Vorgehensweisen. Therapie als *Konversation* verbleibt dabei jedoch in der Tendenz auf dem sicheren Boden der vom Paar und dessen gesellschaftlichem Rahmen vorgegebenen *Konventionen*, selbst wenn die Spielarten dazu erweitert werden. Wo ein von den Klienten klar definiertes Problem oder Symptom im Zentrum steht, ist diese Haltung wunderbar. Bloß kommen die meisten Paare nicht mit klar definierten Anliegen in Therapie. Ihre häufigsten Anmeldegründe sind, wie meine Praxiserfahrung und Untersuchungen zeigen, „Kommunikationsstörungen", d. h. „sie/er kann mich einfach nicht verstehen". Kein Wunder, daß Paartherapeutinnen und -therapeuten eine handfeste Verhaltensauffälligkeit, ein klar definiertes Symptom jederzeit dem Entwirren diffuser Anliegen und dumpfer Unzufriedenheit von Paaren vorziehen und manchmal, hinter vorgehaltener Hand, Paartherapie als „lustlos und langweilig" bezeichnen. Die Frage ist bloß, ob wir durch unsere Scheu, den Boden von Konventionen zu verlassen, die nach wie vor bestehenden Tabus zementieren, indem wir vermeiden, vom präsentierten Schauplatz unbefriedigender sprachlicher Kommunikation und Bedeutungsgebung eines Paares auf den Nebenschauplatz ihrer Sexualität und den damit verbundenen Aspekten von Schuld, Angst, Dominanz und Anpassung zu kommen. Oder ist *das* vielleicht ihr Hauptschauplatz? Meines Erachtens sind tatsächlich erotische Enttäuschung und Lustlosigkeit bei Frauen und Männern gerade unter dem Einfluß der sogenannten sexuellen Liberalisierung in Verbindung mit sexuellem Hochleistungssport so tabu wie eh und je, für sie wie für uns. Das Thema der alltäglichen Enterotisierung ist eben nicht sensationsträchtig und verspricht auch keine Profilierungsmöglichkeiten für Professionelle, weil es so allgemein verbreitet ist. Aber wo, wenn nicht in Therapie, haben Paare in einer Krise einen sicheren Ort, solch verwirrende und mit Scham- und Schuldgefühlen besetzte Themen anzusprechen und zu entwirren?

Ich vermute also, daß die Verlegenheit und Unsicherheit über Sexualität und besonders über das Erlöschen der Lust nicht nur Paare, sondern auch ihre Therapeut/innen betrifft – das Heimkino der eigenen Geschichte läuft sowieso in der Allgemeinpraxis der Paartherapie eher mit als bei der Behandlung von exotischen „Störungen". Dabei fällt mir auf: Je asexualer die Therapietheorien und die entsprechende Ausbildung, desto leichter schleicht sich Sexualität als „verbotene Frucht" in die Interaktion zwischen Therapeut und Klientin, Therapeutin und Klient ein. Nach meiner Beobachtung geschieht dies sowohl bei ausgesprochen regressionsfördernden als auch bei ausgesprochen progressiv-lösungsorientierten Vorgehensweisen. Die Praxis der Paartherapie kommt meines Erachtens nicht aus ohne konkrete Theorien und Ideen zum Umgang mit Lust und Lustverlust. Ich meine, wenn wir den Dingen auf den Grund gehen und die Bedeutung von „Verkühlungen" in einer Paarbeziehung verstehen und ihre Regeln verändern wollen, ist das keineswegs dasselbe wie das Wühlen in Pathologie oder gar deren Festschreibung. Vor lauter Angst vor dem Negativen – in Abgrenzung zu defizitorientierten Therapietheorien – haben wir uns vielleicht etwas vorschnell auf Therapie als die Kunst positiver Umdeutungen beschränkt. Zum Verstehen und Beeinflussen der Bedeutungsmöglichkeiten von sexueller Unlust bei Paaren gehören meines Erachtens eine verhaltensspezifische Beschreibung ihrer leidbringenden Interaktionsmuster mitsamt den Geschichten von Ausnahmen dazu. Der sorgfältige, aber dennoch zupackende Umgang mit den besetzten Themen geschieht umso leichter, wenn in der Begegnung von Therapeut/in und Paar emotionale Intimität (nicht Sexualität!) möglich ist, der therapeutische Prozeß also über eine kognitive Akrobatik mit Sprache und Bedeutungen hinausgeht. Dabei führt, ich habe es schon angedeutet, der Umgang mit Intimität und Sexualität in Therapie uns in besonderer Weise zu eigenen Sehnsüchten, Ängsten und Tabus. Je eher wir bereit sind, uns selber als Teil von Geschichte, Gesellschaft und Kultur sowie des Einmaligen unseres Körpers, unserer Biographie und unserer geschlechtsabhängigen Sozialisation zu verstehen, desto eher werden wir mit unserer eigenen „nackten Menschlichkeit" (Markowitz 1993) das Thema in Sprache *und* in der affektiven Begegnung mit Paaren in Therapie rahmen. Bevor ich mich der entsprechenden Praxis von Paartherapie zuwende und sie anhand von zwei konkreten Fallbeispielen darstelle, möchte ich einige grundsätzliche Gedanken vorausschicken.

Der Einzelfall hat Vorrang vor therapeutischer Ideologie

Wie kommen wir zum Verständnis dafür, was ein Paar dazu bewegt, in diesem dumpfen Unbehagen miteinander zu leben? Ein Paar, dem die Lust aneinander verloren gegangen ist, bei dem aber die Spannungen dafür umso intensiver auf Nebenschauplätzen ausgetragen werden? Wo vielleicht vom unbefriedigenden Umgang mit Kindern und Schwiegereltern, von Geld, Arbeit und der Verteilung von Rechten und Pflichten die Rede ist, jedoch Intimität und Sexualität ausgeklammert bleiben?

Ein gängiges Thema von Paar- und Sexualtherapie betrifft die Frage, wann und mit welcher Begründung der therapeutische Schwerpunkt auf den sexuellen Funktionen bzw. Verhaltensmustern „an sich" liegen, und wann sexuelle Probleme „als Spitze eines Eisbergs" bzw. als Signal für andere Probleme verstanden werden sollten. Der erste Zugang beruht auf der Annahme, daß Handeln zu Erkennen führt, daß also schon am Anfang einer Therapie mit spezifischen Verhaltensveränderungen experimentiert werden könne – zum Beispiel in der Form von Sensualitätstrainings –, ohne zuvor die Bedeutung der präsentierten Störung zu erkennen. Der zweite Zugang beruht auf der Annahme, daß die zentralen Aspekte der individuellen und der gemeinsamen Geschichte „aufgearbeitet" werden müssen, bevor sich in den kommunikativen und sexuellen Beziehungsmustern etwas nachhaltig verändern kann. Nach meiner Erfahrung ist die gestellte Frage auf diese allgemeine Art aber nicht zu beantworten. Die darin enthaltene Spaltung in „oberflächliche" Symptomheilung versus „tiefe" Konfliktbewältigung entspricht keinesfalls meinem systemisch-konstruktivistischen Bild, das den Menschen ja gerade nicht in innere und äußere Welten aufteilt. Die Frage der Fokussierung sollte darum nicht von der Präferenz irgend einer therapeutischen Schule geleitet sein, sondern vom therapeutischen Auftrag und dem Verständnis einer jeweils einmaligen „Figur" (zwei Individuen, ein Paar) ausgehen, die auf dem „Grund" ihrer Biographie und der dominanten sozialen und kulturellen Bedingungen in Krise geraten sind. Also nicht beobachtbares Verhalten *versus* erzählbare Geschichten und davon abgeleitete Bedeutungen (Sinnstrukturen), sondern ein gleichzeitiges *Sowohl als Auch* ... In bezug auf Sexualität und Intimität von Paaren heißt das: Ihre körperlichen und affektiven Erfahrungen wie auch ihre sprachlichen Konstrukte sind zwar Aspekte eines gesellschaftlichen Diskurses, dennoch werden sie von ihnen einmalig, als nur ihnen zugehörig, erlebt. Das Verstehen solcher Einmaligkeit im Rahmen des Allgemeinen ist die Essenz des „Meilener Konzepts" therapeutischen Denkens und Handelns (Hildenbrand/Welter-Enderlin 1993), das dieser Arbeit zugrunde liegt. Das „Selbst" ist in dieser Sichtweise ein zwischenmenschliches Phänomen. Es gibt so viele Selbst, wie wir einander Geschichten über uns selber und andere erzählen.

Einen *allgemeinen* Rahmen der Konstruktion (und Dekonstruktion) von sexuellem Begehren in den weiblichen und männlichen Bedeutungs- und Lebenswelten in Zeiten gesellschaftlichen Wandels will ich nun skizzieren. Meiner Auffassung zufolge wird das Verhältnis der Geschlechter nicht mit einfachen Reduktionen wie „Frauen lieben zu viel und Männer lassen lieben" erhellt, wenngleich solche Vereinfachungen bestsellerträchtig sind. Wir brauchen zum Verstehen von Lust und Lustlosigkeit bei Paaren mehrperspektivische Zugänge: Das individuelle Gewordensein, die Körperbilder und die Gesundheit sowie die Sinnstrukturen von Frau und Mann verbinden wir mit der Geschichte dieses einmaligen Paares, mit dem Mythos ihrer Partnerwahl sowie ihren Erfahrungen mit Möglichkeiten und Grenzen des Zusammenlebens. Und weil das Persönliche immer auch das Politische ist, brauchen wir ein

Verständnis dafür, in welcher Weise die beiden in ihren Sehnsüchten und Erwartungen von den gesellschaftlichen Umbrüchen und vom Zeitgeist des Individualisierungsprozesses berührt sind. Diese Mehrperspektivität, welche Mikro- und Makro-Systeme, Vergangenheit, Gegenwart und Zukunft miteinander verbindet, entlastet vom Denken in persönlicher Pathologie oder in Kategorien des „Geschlechterkampfes", ohne daß dabei die Augen vor den individuellen Leit- und Leidmotiven verschlossen werden.

Leidenschaft und Verbindlichkeit in Zeiten des Übergangs

In einer Zeit rapiden gesellschaftlichen Wandels gibt es nicht *einen* dominanten Diskurs zum Thema des weiblichen und des männlichen Begehrens, sondern ein Nebeneinander von Ideen und Vorurteilen. Ich beschränke mich hier auf jene Landkarten, die mir im Alltag der Paartherapie nützlich sind. Sie beziehen sich auf die Fragen nach a) biologischen bzw. sozialen Unterschieden im Verhältnis der Geschlechter, b) weiblichem und männlichem Begehren, c) der Feminisierung von Liebe und der Maskulinisierung von Leidenschaft.

a) Alpha- und Beta-Vorurteile:
Biologische und soziale Unterschiede im Verhältnis der Geschlechter

Hare-Mustin und Marcek (1990) sowie Badinter (1993) beschäftigen sich mit der Frage, inwieweit Weiblichkeit und Männlichkeit soziobiologisch festgeschrieben sei in einem unausweichlichen Plan, der die Geschlechter dazu verdamme, „auf Lebenszeit immer die gleichen Rollen zu spielen, immer wieder und auf ewig den gleichen Krieg zu führen" (Badinter, op. cit.). Dieses, das sogenannte Alpha-Vorurteil, bezieht sich auf die Beschreibung und Begründung geschlechtsbedingter *Gegensätze*. Frauen oder genauer ausgedrückt das sogenannte Weibliche werden damit aufgewertet, ihre speziellen Qualitäten wie Friedfertigkeit, Bezogenheit, Intuition und Einfühlung als „weibliche Ethik" lobend hervorgehoben. Das sogenannte Männliche wird im Gegensatz dazu als sozialisierte Tendenz zu Abgrenzung und Autonomie, Vernunft und Aggressivität (und als po-

113

tentielle Gewalttätigkeit) beschrieben. Kritik an diesem Dualismus-modell der Geschlechter kommt besonders aus Frauenkreisen. Was ursprünglich als Stärkung von „Weiblichkeit" verstanden wurde, als Überhöhung der weiblichen Moral (Gilligan 1984), zeigt sich bei näherer Betrachtung als Verfestigung des Status quo. Das offizielle Patriarchat in Verbindung mit dem heimlichen Matriarchat wird da-mit festgeschrieben.

Das Beta-Vorurteil besagt umgekehrt, daß es „eigentlich" *keine Unterschiede* zwischen Frau und Mann, zwischen Weiblichkeit und Männlichkeit gebe, sondern daß beides „bloße soziale Konstruktio-nen" seien. Das, was konstruiert sei, könne auch dekonstruiert wer-den. Der psychokulturelle wie auch der biologische Dualismus der Geschlechter könnten also abgeschafft und die Rollen von Frau und Mann jederzeit auch umgekehrt werden. Hare-Mustin (op. cit.) ver-weist darauf, daß bei der Frage, wem das Alpha- bzw. Beta-Vorurteil diene, *beide* den gesellschaftlichen Status quo im Verhältnis von Frau und Mann zementieren, da beide auf männlich definierten Ver-gleichskriterien beruhen. Indem sie auf sozio-biologische bzw. kul-turell konstruierte Unterschiede der Geschlechter fokussieren, ver-schleiern beide Zugänge die real existierende Asymmetrie in der Verteilung der Privilegien und Pflichten von Frauen und Männern. Wenn also die Unterschiede zwischen Frau und Mann nicht in ihren Beziehungs- und Bindungsfähigkeiten, nicht in ihrer moralischen Über- oder Unterlegenheit, ihrer Rationalität oder Emotionalität und auch nicht in ihrer Bereitschaft zu Liebe und Leidenschaft zu finden sind, wo denn? Wenn Frauen nicht die besseren Menschen und Män-ner nicht die schlechteren sind, wie können wir die beobachtbaren Unterschiede verstehen? „Der Unterschied liegt in den asymmetri-schen Machtverhältnissen" (Tavris 1992). Die Autorin bezieht sich mit diesem Satz ebenfalls auf die ungleichen sozialen Bedingungen und Rollenerwartungen von Frauen und Männern. *Ein* Zugang zu un-serem Thema vom Verlust von Leidenschaft und sexuellem Begeh-ren bei Paaren in verbindlichen Beziehungen wäre damit gegeben. Statt von quasi eingebauten Unterschieden zwischen Frauen und Männern auszugehen, ist zu fragen, was diese sich jeweils aus den „real existierenden Verhältnissen" machen, das heißt, was für Hand-lungsfreiräume sie haben oder aushandeln können. Und dennoch: Bei aller Vielfalt der Vorstellungen von Weiblichkeit und Männlich-keit innerhalb und außerhalb der westlichen Kultur gibt es meines

Erachtens gemeinsame Anliegen, gemeinsame Themen und Verhaltenstendenzen *innerhalb* der Geschlechter, die sich auf ihren Umgang, auf ihre unterschiedlichen Erlebensweisen, auf Lust und Unlust von Frauen und Männern miteinander auswirken. Ich komme damit zum nächsten Thema des Geschlechterdiskurses:

b) Der Mann begehrt, die Frau läßt begehren

In meiner Untersuchung (Welter-Enderlin, op. cit.) wie auch in meiner therapeutischen Praxis berühren mich immer wieder die hergebrachten Vorstellungen in den Bildern von Männlichkeit und Weiblichkeit, welche hinter den neuen Idealen von Partnerschaft und Gleichwertigkeit versteckt sind. Zwar hat die neoromantische Bewegung der 68er Jahre (und danach) das bürgerliche Ideal der Versorgungsehe radikal in Frage gestellt. Aber die alten Bilder von Intimität und Sexualität – er begehrt, sie läßt begehren – existieren unter dem Firnis des Neuen weiter in Form der Mystifizierung von Liebe als Gefühl und als ewiger Verliebtheit. Vor allem in den kritischen Übergangszeiten im Paarzyklus greifen Frau und Mann auf solche Bilder zurück. Wie kommt das? Das narzißtische Beziehungsideal der letzten Jahrzehnte, welches das Paar als Ort von Selbstdarstellung und Selbstfindung vorsieht, hat zu einer Rückzugsideologie ins Private geführt, die mit vorgestanzten Bildern von Intimität und Leidenschaft als gleichmäßig fließende Quellen verbunden ist. Aggression, eine Bedingung sexueller Lust, hat da keinen Platz. Die allgemeine Psychologisierung des privaten Lebens gebietet eine ständige Beschäftigung sowohl mit dem Ich als mit der Reflexion „unserer Beziehung". Die vielgepriesene soziale Revolution der Geschlechter (Hochschild und Machung 1990) hat die Beziehungsmöglichkeiten von Frauen und Männern jedoch weniger verändert, als wir dies annehmen möchten. Das ist kein Wunder, handelt es sich doch um eine unfertige Revolution, die noch kaum verankert ist in den realen Verhältnissen von Politik, Familie und Arbeitswelt. Im Gegenteil: In Zeiten tiefgreifender gesellschaftlicher und wirtschaftlicher Krisen weist das Ideal des partnerschaftlichen Paares wieder vermehrt Brüche auf. Frauen haben erneut Grund, als traditionelle Gefühlsspezialistinnen den Innenraum privater Beziehungen zu besetzen, welcher ihnen sicherer erscheint als die Erfahrung ihrer Heimatlosigkeit in der Welt von Bildung und

Arbeit. Männer, von Überforderungen in der Welt draußen und von Ängsten über die in Frage gestellte Männlichkeit geplagt, suchen wieder Frauen, die ihnen den Rücken freihalten und einen Hafen in der unsicheren Welt anbieten. Hergebrachte (zumindest zweihundert Jahre alte) Bilder von Männlichkeit und Weiblichkeit sind wieder gefragt. Ganz verschwunden waren sie zwar nie, denn auch auf dem Höhepunkt der „sexuellen Revolution" blieben die Bilder von uns Frauen viel mehr an den Normen der patriarchalen Tradition orientiert als uns bewußt war. Zwar ist die selbständige, sexuell attraktive Frau gefragt, aber zu selbstsicher und vor allem zu herausfordernd darf sie auf keinen Fall sein. Das psychoanalytisch definierte Gespenst von der „phallischen Frau" bzw. der „Kastrationsangst" der Männer sitzt uns bedrohlich im Nacken. Sicherer ist darum, wenn wir uns am hergebrachten Bild des passiven Geschehenlassens orientieren und uns mit dem Objekt männlicher Begierde identifizieren: Der Mann begehrt, die Frau will begehrt werden, und „wer begehrt, macht die Bilder" (Schenk 1991). Selber „Objekte" bilden, uns in ein aktives Verhältnis zur Welt und zu den Männern setzen, indem wir Artikulations- und Definitionsmacht beanspruchen, das haben wir in unserer Geschichte kaum lernen können. „Das Bilden von Objekten, das Er- und Begreifen von Welt oder noch allgemeiner: Aktivität als Bemächtigung, das ist nicht bloß etwas schlicht Menschliches, das ist eine Potenz, die Ermutigung braucht und Tradition, Ansporn und Geschichte, Vorbild und Nachklang. Frauen fehlen diese Stimuli. Sie müssen sie erst aus sich erzeugen ... Ein wahnsinniges Stück Arbeit" (Sichtermann 1991).

Aber auch Männer stecken in Übergangskrisen – nach innen und nach außen. Das „Primat des Phallus" (Lacan, in Badinter, op. cit. S. 168) und sein Machtanspruch durch vorrangigen Zugang zu Sprache und Bedeutungsgebung haben inzwischen viele Männer als lebensbedrohlich erkannt. Die Suche nach Macht, die „mit der Suche nach dem perfekten Penis" (Tiefer 1976) verbunden war, wird von vielen als Zwang oder gar als Pathologie abgelehnt. Besonders jüngere Männer erkennen den Preis, den sie für den Männlichkeitswahn bezahlen. Er besteht im geringen Wert, den ihr Leben dadurch in Form von Selbst- und Fremdausbeutung bekommt. Und dennoch: Auch sogenannt emanzipierte Männer tun sich schwer, mit starken Frauen zu leben und sich von ihnen begehren zu lassen, statt die Bilder von „richtiger" Weiblichkeit und Männlichkeit allein zu verwalten (zum Beispiel in der Werbung) und so die Kontrolle im Verhältnis der Geschlechter zu bewahren. Und warum sind umgekehrt sogenannt neue Männer, die ihre „Weibheit" reklamieren, erotisch so wenig anziehend für Frauen – besonders für jene, die sich emotional und materiell eigenständig fühlen? Ich vermute dafür zwei Gründe:

1. Daß Frauen dem „neuen Mann" nicht trauen, wenn er zwar im Psychologischen seine weiblichen Anteile fordert, im realen Zusammenleben aber nicht bereit ist, seinen traditionellen Zugang zu Privilegien mit ihnen zu teilen.

2. Daß der Mann, welcher durch eine simple Umkehr der Geschlechterrollen sich nun selber zum Objekt macht und seine Aggressionen passiv ausdrückt aus Furcht, als potentieller Vergewaltiger zu gelten, für die Frau als sexuelles Wesen unattraktiv wird. Wenn sowohl Frauen als Männer leidenschaftlich „zupacken" wollen, können sie dies offenbar nur ohne Furcht vor ihrer gegenseitigen Stärke und Begierde. Das bedeutet, daß beide Geschlechter von ihrem eigenen emotionalen Boden aus sowohl festhalten als auch loslassen lernen müssen. Eine immer wieder mögliche Erfahrung von Lust im Zusammenleben von Frau und Mann setzt darum ihre *kräftige bezogene Autonomie und individuelle Differenzierung* voraus, weit mehr als sexualtechnisches Können. Gelegentliche Ängste oder Aggressionen des einen Partners versetzen dann den anderen nicht sofort in Katastrophenstimmung und verführen die beiden nicht zu ausweglosen Ja-Nein-Positionen. Zupacken und loslassen lernen, aggressiv begehren und genießend geschehenlassen können, das ist die Utopie, die mich als Therapeutin über den Versuch zur Herstellung von sozialer Gerechtigkeit zwischen Frauen und Männern hinaus leitet.

c) Ist Intimität weiblich und Sexualität männlich?

„Ich meine, daß Männer mit Frauen reden, damit diese mit ihnen schlafen, und Frauen mit Männern schlafen, damit sie mit ihnen reden können" (McInerny 1992). Er will zuerst begehren und sexuelle Erfüllung finden und erst dann zärtlich mit ihr reden. Sie will zuerst seine Gefühle über ihn selbst und über sie im Gespräch erfahren, erst dann mag sie mit ihm schlafen. Das ist eine der deutlichsten Aussagen aus meiner Untersuchung von Paaren in und nach Therapie. Sind Frauen also Spezialistinnen für sprachgebundene Intimitätsgestaltung und Männer Spezialisten für sprachloses sexuelles Begehren? Mögliche historische Gründe für diese Unterschiede habe ich bereits skizziert: Die Frau definiert sich vorwiegend über den männlichen Blick auf sich selber, der Mann macht seine eigenen Bilder. Aber die Frage, wessen Bilder und wessen Sprache im Einzelfall dominieren, ihre oder seine, die weiblich „relationale" oder die männlich „positionale" (Douglas 1981), ist damit nicht beantwortet. Mir scheint überdies, daß auch Paartherapeutinnen und -therapeuten in Gefahr sind, sich einseitig auf die eine oder andere Sprache zu konzentrieren, entweder auf jene der sprachbezogenen Intimität oder jene von handfestem, aber sprachlosem Sexualverhalten. Wenn ich kleine Mädchen auf dem Pausenplatz beobachte, wie sie Bezogenheit über gemeinsames Erzählen herstellen, und kleine Jungen, die sich ohne zu reden lustvoll/aggressiv puffen und laufend Körperkontakt miteinander haben, oder wenn ich am Fernsehen die temperamentvollen Umarmungen von Fußball- und Eishockeyspielern sehe, meine ich, daß wir Brücken zwischen den Geschlechtern nur herstellen, wenn wir *beide* Ausdrucksweisen kennen und mögen, die „typisch" weibliche wie die männliche. Unser therapeutisches Reden über Gefühle bewirkt manchmal eher eine Zähmung der Lust, während umgekehrt die einseitige Fokussierung auf sexuelle Verhaltensmuster den Hauptschauplatz der fehlenden Gleichwertigkeit und Intimität eines Paares vernachlässigt. Wichtig scheint mir, daß wir unsere eigenen Vorurteile kennen und sie Klientinnen und Klienten nicht einfach überstülpen. In meiner eigenen Entwicklung bin ich zum Beispiel nach einer Zeit der „Feminisierung" mit der entsprechenden Versprachlichung von Gefühlen (eine Klientin nannte dies einmal Liebe „nach der Art von Eichendorff") zur gleichzeitigen Anerkennung von sprachlosen männlichen Ausdrucksweisen gekommen (der Mann der erwähnten Klientin nannte das Liebe „nach Bergbauernart"). Dieses Sowohl-Als-auch wirkt sich meines Erachtens differenzierend-versöhnlich auf die therapeutische Begegnung mit Frauen und Männern aus.

Kritische Übergänge im Paarzyklus

Offensichtlich gibt es, was Intimität und Lust betrifft, zwei besonders kritische Übergänge im Lebenszyklus von Paaren: 1. wenn Paare Eltern werden (Cowan, Cowan 1994) und 2. wenn Paare in oder nach der Lebensmitte fragen: „Ist das nun alles gewesen?" Zu diesen Übergängen möchte ich zwei Vignetten aus meiner Praxis präsentieren.

Beispiel Katja und Paul: „Uns wieder einmal mit offenen Augen lieben ..."
Dieser Satz stammt von Katja, 36. Seit zehn Jahren ist sie mit Paul verheiratet, und die beiden haben eine Tochter von acht und einen Sohn von sechs Jahren. Beide sind berufstätig, Paul als Architekt (100 Prozent) und Katja (50 Prozent) als Bauzeichnerin im selben Büro. Für die Kinder haben sie eine Tagesmutter. Der äußere Rahmen sei „eigentlich das, was wir uns vorgestellt haben". Und trotzdem beschreiben die beiden sich als chronisch verstimmt. Katja sei oft aggressiv-nörgelig, oder aber den Tränen nahe, Paul meistens zurückgezogen und voller Bitterkeit über das Verschwinden der gemeinsamen früheren Lebensfreude und Lust.

Paul hat angemeldet für eine „Paar- oder Sexualtherapie"; Katja kam nur zögernd mit. „Schon wieder soll *ich* etwas bringen", sagt sie im ersten Gespräch, „aber dazu fehlt mir einfach jegliche Energie". Auf meine Fragen wird deutlich, daß vor der Geburt des ersten Kindes, als beide ihren Beruf und einen eigenen Freundeskreis hatten, die Zeiten ihrer Gemeinsamkeit erfüllend und gut gewesen seien, ganz besonders ihre Sexualität. Jetzt schlafen sie zwar ab und zu noch miteinander, aber das Elend ihrer gegenseitigen Entfremdung werde damit nicht aufgehoben. Im Gegenteil. Es scheint, daß der jeweils am Sonntagabend abgewickelte Geschlechtsakt zum Nebenschauplatz geworden ist für alles, was als Hauptschauplatz ihrer Beziehung unbesprochen und unerledigt bleibt: die nie geäußerten Ressentiments von Katja gegenüber Paul, der zwar während beiden Geburten anwesend war, sich aber jeweils sofort wieder in die Arbeit stürzte und sich daneben in seinem Elternhaus versorgen ließ, „als ob er die Wöchnerin wäre". Sein Ärger über ihre „Dramatisierung des frohen Ereignisses" hat den Graben zwischen ihnen vertieft. Katja, deren Familie in Skandinavien lebt, hat ihren Groll über die Erfahrung des Alleingelassenwerdens heruntergeschluckt und sich umso intensiver den Kindern zugewendet. Eine verhängnisvolle Spaltung zwischen Innen- und Außenbereichen, die sie mit ihrer Teilzeit-Berufstätigkeit hatte vermeiden wollen, schlich sich nun quasi durch die Hintertür in die Paarbeziehung ein. Ihre Sexualität beschreibt Paul als „immerhin eine letzte Brücke zueinander", während Katja sich über die gegenseitige Stummheit und Lieblosigkeit beschwert. Wynne (1985) nennt unter dem Begriff des abgeflachten Interesses bei Paaren die folgenden Muster: „Eingeschnürte, vorsichtige Kommunikation, Vermeiden von Problemlösen, starre Pseudo-Gegenseitigkeit." Ähnlich beschreiben Katja und Paul ihre Situation.

119

Auf meine Frage nach ihren erotischen Phantasien und sexuellen Wünschen erklärt Paul: „Daß ich Katja wieder einmal ganz für mich hätte, daß sie wie früher sich attraktiv macht für mich und mich begehrt", während Katja verlegen den Wunsch nach „Sex mit offenen Augen" erwähnt. Meine Frage, ob es sich hier um eine fokale Sexualtherapie oder eine „ganzheitliche Paartherapie" handeln soll, wird vom Paar wie von selbst beantwortet. Ihre gegenseitige Lustlosigkeit hat – wie meistens – nichts mit primären Störungen wie Potenz- oder Orgasmusproblemen zu tun, sondern mit unerledigten Geschichten, Aggressionen, Geheimnissen und Schuldgefühlen. Als Asche oder sogar Schutt überlagern sie die frühere Glut, welche immer mehr in Gefahr gerät zu ersticken.

Kommentar der Therapeutin

„Sex mit offenen Augen" ist zur Metapher dieses Paares und seiner Therapie geworden. Sich mit geschlossenen Augen ihren individuellen Empfindungen anzuvertrauen, die Essenz von Sensualitätsübungen (Singer-Kaplan 1990, Buddeberg 1987) – auf diesen Teil ihres sexuellen Verhaltensrepertoires konnten Katja und Paul zurückgreifen. In der Therapie erweiterten sie es um die Dimension von sexueller Intimität von Angesicht zu Angesicht. Das heißt nicht allein im eigenen Körper und beim eigenen Empfinden zu bleiben, wie sie es als Erben der sexuellen Revolution gelernt hatten, sondern gleichzeitig den Partner/die Partnerin zu „erkennen". Voraussetzung und Folge dieser neuen Art der Begegnung war „eine brutale, aber notwendige Offenheit miteinander", wie Paul es nennt. Das bedeutete im Blick auf eine bereits von beiden erwogene Scheidung, sich endlich all das zuzumuten, was sie bisher unter den Teppich gekehrt hatten: Pauls nie gelöste Abhängigkeit von einem warmen, aber vereinnahmenden Elternhaus, Katjas Bereitschaft, immer wieder seine kleinen Fluchten und Halbwahrheiten zu übersehen aus Angst, ausgestoßen zu werden aus ihrer Pseudosicherheit und keine Zuflucht zu finden im eigenen Elternhaus, das ihr inzwischen fremd geworden war. Zum Konfliktthema wurden auch die Undurchschaubarkeit von Pauls finanzieller Lage – seine Eltern ließen ihn bereits am Familienvermögen teilhaben – und Katjas materielle Abhängigkeit von ihm, Pauls Angst, sich beruflich selbständig zu machen sowie Katjas Aufgabe ihres Traums, ein angefangenes Architekturstudium abzuschließen. Die beiden lernten, sich einander aggressiv zuzumuten, unabgeschlossene Geschichten zu erzählen und sie später abzuschließen – zum Beispiel, indem Paul die materiellen und auch emotionalen Verstrickungen mit seiner Familie löste und Katja ihr Studium wieder aufnahm. Sie lernten streiten, sich auseinanderfädeln und dennoch miteinander in Kontakt bleiben. „Von Angesicht zu Angesicht streiten und lieben" wurden die Schlüsselwörter ihrer Therapie. Eine neue Art der Intimität wuchs darauf für Paul und Katja: Leidenschaft statt Routinesex, Gleichwertigkeit in der Verschiedenheit von zwei eigenständigen Menschen. Das Wegräumen von Schutt und Asche hat der Glut ihrer Leidenschaft allmählich frische Luft zugeführt. Katja hat gelernt, sich ihre eigenen Bilder zu machen und ihre Welt autonom zu gestalten. Paul hat gelernt, Katja auch seine Aggressionen und Ängste zuzumuten ohne Furcht, von ihr vereinnahmt zu werden. Von Sex war in der Therapie oft die Rede, aber eine Sexualtherapie wurde nicht daraus.

Beispiel Kurt und Hilde: Von der Eisspitze zum Schmelzen des Eisbergs

Hilde und Kurt sind eben fünfzig geworden, ein sportliches, attraktives Paar. Kurt arbeitet als Techniker im mittleren Kader einer Maschinenfabrik und ist beruflich oft unterwegs. Hilde, die ihren Beruf als Modezeichnerin seit der Heirat nicht mehr ausübt, pflegt Haus und Garten und arbeitet als freiwillige Sozialhelferin in ihrer Kirchengemeinde. Die beiden Töchter, 23 und 25, leben seit einiger Zeit in der nahen Stadt. „Seit die Kinder weg sind, ist bei uns gar nichts mehr los" erzählt Hilde. „Ich bin deprimiert, mag nicht mehr essen und schlafe schlecht." Ihr Gynäkologe habe eine Sexualtherapie empfohlen, da sie trotz hormoneller Behandlung mit den Wirkungen der Menopause nicht zurecht komme und der Arzt Beziehungsprobleme vermute.

Kurt: „Ich bin ohne große Hoffnung mitgekommen. Seit drei Jahren schlafen wir nicht mehr miteinander, aber schon viel länger komme ich Hilde nicht mehr nahe. Ich habe alles versucht, habe ihr Geschenke gemacht und Zärtlichkeit angeboten. Nach außen läßt sie sich nichts anmerken und macht sich schön wie eh und je. Aber nicht für mich! Lebendig und lustig ist sie nur, wenn die Töchter mit ihren Freunden im Haus sind. Ich aber bin abgemeldet, als Mann wie als Vater. Ich habe aufgegeben. Entweder macht Hilde den ersten Schritt, oder wir vegetieren nebeneinander, bis wir alt sind. Eine Scheidung kommt für uns beide nicht in Frage, darüber sind wir uns einig."

Auch bei diesem Paar stellt sich die Frage nach einer fokalen Sexualtherapie oder einer allgemeinen Paartherapie. Hilde und Kurt mögen sich nicht entscheiden – sie hätten vor beidem Angst, berichten sie. So lasse ich mir vorerst Geschichten erzählen: Wie und wo sie sich kennengelernt haben, was damals ihre Familien zu ihrer Wahl gesagt haben, woraus ihre sexuel-

121

len Vorstellungen und Erfahrungen bestanden und vor allem, wie sie die Übergänge vom Paar zur Familie bewältigt haben. Es wird klar, daß die Balance zwischen der erotischen Solidarität des Paares und der affektiven Verbindung mit den Kindern zugunsten der letzteren ausgefallen ist. Das Paar hat sich nach der Geburt des ersten und dann definitiv nach der Geburt des zweiten Kindes „in der Familie aufgelöst". Das kam nicht von ungefähr. Schon bei der Hochzeitsreise hätten sie sexuelle Schwierigkeiten gehabt. Beide waren unerfahren und ängstlich. Hilde kam aus einem prüden evangelischen Elternhaus, Kurt aus einer Bauernfamilie in einem katholischländlichen Milieu. Er fühlte sich neben Hilde „unfein und grob". Ihre sexuelle Lustlosigkeit ist inzwischen für beide zum Schauplatz von unbezahlten Rechnungen und von Rache sowie von nie geklärten Annahmen und Vermutungen geworden, das wird bereits im ersten Gespräch klar. Im Einverständnis mit den beiden schlage ich ein zweifaches Vorgehen vor: einerseits den direkten Fokus auf ihre sexuellen Vermeidungs- bzw. Annäherungsmuster, andererseits ein langsames Schmelzen des Eisbergs, der unter der präsentierten Symptomatik deutlich wird. Mit einer Variante von Sensualitätsübungen, welche ich als „Durchbuchstabieren des ABC" bezeichne, ermutige ich beide, abwechslungsweise die Verantwortung für einen oder zwei „Buchstaben" in ihrer Intimitätsgestaltung zu übernehmen – ohne genaue Vorschriften, nach ihren eigenen Möglichkeiten, über Sprache oder Berührung. Die einzige „Regel", die ich ihnen vorschlage, ist die Vermeidung des Ehebettes für diese Übung sowie die Ermutigung, sofort damit aufzuhören, wenn eines sich nicht wohl fühlt. Meine Erfahrung ist, daß die üblichen Spielwiesen der ehelichen Sexualität in solchen Situationen meist so negativ besetzt sind, daß sich Alternativen dazu lohnen.

Gleichzeitig fahren wir mit dem Erzählen und Zuhören von Geschichten weiter in der Annahme, daß daraus neue Möglichkeiten ihrer Beziehungsgestaltung sprießen. Alte „Geheimnisse" werden gelüftet, die keine sind: Hilde hat „schon immer" gewußt, daß Kurt während Jahren eine Beziehung zu einer Frau in einem Entwicklungsland hatte und sie auch mit Geld unterstützt hat. Kurt ahnt, daß Hilde seither von seinem Lohn, den sie verwaltet, Geld auf ein Sparbuch abzweigt „für den Fall, daß er sie doch noch verläßt". Aber geredet haben sie nie über diese Vermutungen. Der Eisblock zwischen ihnen jedoch wuchs und wuchs. Jetzt kann er langsam auftauen.

Im Zusammenhang mit ihren Annäherungsübungen kommen auch nie geäußerte Ängste zur Sprache: Kurt hat aus Angst vor den Anzeichen gelegentlicher Potenzstörungen in den letzten Jahren gar nicht mehr gewagt, sich Hilde zu nähern. „Ihre Kühle war mir irgendwie recht geworden." Hilde umgekehrt interpretierte seine Zurückhaltung als Quittung für den Verlust ihrer Jugend und Attraktivität und fühlte sich elend im Vergleich zu Kurts wesentlich jüngerer Geliebten. Daß sie sich jetzt nicht mehr mit ihren Unsicherheiten verschonen, finden sie mühselig, aber belebend.

Die Entwicklung dieses Paares geschah unspektakulär, wie so oft, wenn endlich Abschied genommen wird von alten Geschichten und Ängsten. Wenn so ein Eisberg aufgetaut wird, bedeutet das aber noch lange nicht, daß Intimität und Leidenschaft nun automatisch gedeihen. Kurt und Hilde haben sich aber durch das Erzählen und Abschließen alter Geschichten wie auch durch ihre konkreten Annäherungsversuche – mitsamt den entsprechenden Irrtümern – in einer Weise miteinander eingelassen, wie sie das in der ganzen Zeit ihrer Beziehung nie gewagt haben. Das Erzählen und Zuhören hat sie weich gemacht für einander, und ihre Erstarrung hat sich gelöst. Die beiden haben Schätze in ihrem Paarkeller entdeckt, die verschüttet waren, und sie genießen ab und zu wieder lustvolles sexuelles Zusammensein, zum Beispiel bei einer zweiten „Hochzeitsreise" zum 30. Hochzeitstag. Aber eine gewisse innere Distanz ist ihnen geblieben. „Erneute nüchterne Betrachtung brachte mich zum Schluß, daß die Entwicklung eines dauerhaften Beziehungssystems auch ohne Intimität als tragendes Element möglich ist." (Wynne, op. cit.)

Ich fasse meine Schlüsselideen zusammen:

1. Zur Aus- und Weiterbildung in systemischer Paartherapie gehören die Grundlagen fokaler Sexualtherapie, aber auch das Wissen über den Umgang mit dem Alltäglichen von Lust und Lustverlust zwischen Frau und Mann. Eine Auseinandersetzung mit ihren persönlichen Ängsten und Tabus wird ermöglicht durch die direkte, *affektiv „intime"* Begegnung von Paar und Therapeutin oder Therapeut. Je offener die letzteren mit ihren eigenen Sehnsüchten und Vorurteilen umgehen lernen, desto eher gelingt Begegnung.

2. Schon im ersten Gespräch können selbstverständlich gestellte Fragen an das Paar nach ihren Geschichten von sexueller Lust und emotionaler Intimität genau so wie nach der Verteilung ihrer Privilegien und Pflichten ein Paar ermutigen, auch bisher tabuisierte Themen in *Sprache* zu fassen, und zwar in jene persönliche, alltägliche, die das Paar selber verwendet. In der Umgangssprache von „meiner Sexualität" zu sprechen, bedeutet, zwei an sich durch eine Kluft getrennte Sphären kurzzuschließen, die theoretische und die

private. Der wissenschaftlich-therapeutische Ausdruck gehört der Sphäre des Unpersönlichen, Objektiven und Allgemeinen an; Professionelle haben sich um Verallgemeinerung zu bemühen. Ihre Sprache ist nicht für eine private, intime Redesituation geschaffen; dort, wo etwas als sehr persönlich und oft auch als einmalig empfunden wird, muß die beweglich nuancierbare Umgangssprache gebraucht werden. Therapeutinnen und Therapeuten sollten darum nachfragen, was für Metaphern ein Paar für technische Begriffe wie z. B. Koitus benützt, und diese selbstverständlich in ihr Repertoire aufnehmen.

3. Das fallspezifische Verständnis für die Einmaligkeit von Biologie und Bedeutungswelt zweier Partner auf dem Hintergrund ihrer Kultur und ihres sozialen Milieus sowie der entsprechenden Verteilung ihrer Ressourcen ist entscheidend für passende therapeutische Vorgehensweisen, nicht normative Standards sexuellen „Funktionierens". Sexuelle Störungen können als Nebenschauplätze für andere Konflikte verstanden werden und dennoch gleichzeitig direkten therapeutischen Interventionen zugänglich sein.

4. Wenn Frauen sich selber definieren lernen, schaffen sie sich eigene Zugänge zur Welt von Lust und Sinnlichkeit. Wenn Männer sich begehren lassen lernen, können sie die Früchte weiblicher Emanzipation genießen. Beide Geschlechter werden damit *gleichzeitig Subjekt und Objekt* und können die je andere Sprache als Fremdsprache erlernen: Männer die Sprache der Bezogenheit, Frauen die Sprache der Positionierung. Mein Anliegen für jedes Paar in Therapie ist, daß sich auf diese Weise vielfältigere Erfahrungsmöglichkeiten als die bisherigen ergeben, die im besten Fall zu reicherer Entfaltung jedes einzelnen beitragen.

Literaturhinweise

Bachmann, Ingeborg (1993): Ein Wildermuth (Erzählung). Piper, München

Badinter, Elisabeth (1993): X-Y Die Identität des Mannes. Piper, München

Blumenstein, P./P. Schwartz (1983): American Couples 1983. Morrow, New York

Buddeberg, Claus (1987): Sexualberatung. Enke, Stuttgart

Cowan, Caroline P./Philip A. Cowan (1994): Wenn Partner Eltern werden, Reihe Familienwelten. Piper, München.

Douglas, Mary (1981): Ritual, Tabu und Körpersymbolik. Suhrkamp, Frankfurt a. M.

Frank, E./C. Anderson/D. Rubinstein (1978): Frequency of Sexual Dysfunction in „Normal" Couples. New England Journal of Medicine.

Gilligan, Carol (1984): Die andere Stimme – Lebenskonflikte und Moral der Frau. Piper, München

Hare-Mustin, Rachel T./Jeanne Marecek (1990): Making a Difference; Psychology and the Construction of Gender.Yale University Press, New Haven

Hildenbrand, Bruno/Rosmarie Welter-Enderlin (1991): Ausbildung im Rahmen des Meilener Konzepts familientherapeutischen Wissens und Handelns. System Familie Band 5, Heft 44

Hochschild, Arlie R./Anne Machung (1990): Der 48 Stundentag. Wien/Darmstadt

Markowitz, Laura M. (1993): Understanding the Difference. The Family Therapy Networker, Vol. 17,2

McInerny, Jay (1992): Brightness Falls (Roman). Bloomsbury, London

Reich, Günter (1987): Das sexuelle Erleben von Paaren auf dem Hintergrund ihrer Familiengeschichte – Beobachtungen in Familientherapien. In: Almuth Massing/Inge Weber (Hg.), Lust und Leid. Sexualität im Alltag und alltägliche Sexualität. Springer, Heidelberg

Sennett, Richard (1986): Verfall und Ende des öffentlichen Lebens. Die Tyrannei der Intimität. Fischer, Frankfurt a. M.

Sichtermann, Barbara (1991): Weiblichkeit. Zur Politik des Privaten. Wagenbach, Berlin

Singer-Kaplan, Helen (1990): Sexualtherapie. Enke, Stuttgart

Schenk, Herrad (1991): Die Befreiung des weiblichen Begehrens. Kiepenheuer & Witsch, Köln

Schnarch, David M. (1993): Inside the Sexual Crucible. The Family Therapy Networker, Vol. 17,2.

Tavris, Carol (1992): The Mismeasure of Woman. Simon & Schuster, New York

Tiefer, Leonore (1988): In Pursuit of the Perfect Penis: The Medicalization of Male Sexuality. American Behavioral Scientist. University Press, New York

von Matt, Peter (1989): Liebesverrat. Hanser, München/Wien.

Welter-Enderlin, Rosmarie (1992): Paare – Leidenschaft und lange Weile. Piper, München

– (1993): Systemische Paartherapie. Eine Praxis auf der Suche nach einer Theorie. In: Kurt Hahn/Franz-Werner Müller (Hg.), Systemische Erziehungs- und Familienberatung. Matthias Grünewald, Mainz

Wynne, Lyman C. (1985): Die Epigenese von Beziehungssystemen. Familiendynamik 10:112–146

Kapitel 8

Familiengeheimnisse und Tabus
Unerkannte Störungspotentiale und Therapiemöglichkeiten

Meine Identität als Paar- und Familientherapeutin speist sich aus zwei Kulturen, der europäischen (schweizerischen) und der nordamerikanischen. Da ich in meiner Arbeit und in meinem Leben beide Welten gerne zusammenführe, möchte ich kurz ein paar Gedanken dazu entwerfen, wie sie in meiner klinischen Behandlung ehelicher und familiärer Geheimnisse miteinander verschmelzen.

In der europäischen Kultur werden Unvollkommenheiten im Leben eines Paares wie außereheliche Affären und andere „Heimlichkeiten" in einer Weise als normal akzeptiert, die gleichzeitig schrecklich und tröstlich ist. Die Bereitwilligkeit, mit der wir das „menschliche Dilemma" als von Unzulänglichkeit geprägt hinnehmen, hat einerseits etwas Fatalistisches und geradezu Bedrückendes. Andererseits liegt etwas überaus Erleichterndes in der Vorstellung, daß man nicht ganz und gar für die eigene Lage verantwortlich ist und daß auch nirgends geschrieben steht, man müsse unbedingt glücklich sein. Auf diese Weise mindert sich das Entsetzen vor dem düstern Keller der Geschichte, in dem die Leichen von Heimlichkeit und Schuld verscharrt sind.

In der amerikanischen Kultur ist das ziemlich anders. Kein Wunder, daß Frieda Fromm-Reichmann, eine europäische Psychiaterin, ihre kalifornischen Patienten mit dem Gedanken schockte, daß die Welt ihnen kein Glück schulde und keinen Rosengarten versprochen habe. Unsere Kinder haßten es, wenn ich jeweils auf ihre Forderungen nach „noch mehr" Friedas Rosengarten-Metapher (dieses altmodische europäische Zeug) zitierte. In der Universitätsstadt im Mittelwesten, wo sie in den siebziger Jahren aufwuchsen, bekamen sie nämlich das genaue Gegenteil zu hören: Du kannst und mußt es schaffen, ein glückliches Leben zu führen! Offene Kommunikation und Familienkonferenzen, ständig sich selbst darstellen und ja keine Geheimnisse voreinander haben – das waren damals die Patentrezepte fürs Glück. „Probleme sind dazu da, gelöst zu werden, und der Fortschritt kennt keine Grenzen", lehrte man uns. Die Vermischung des alten amerikanischen Traums mit dem neuen gesellschaftlichen Prozeß der Individualisierung und Ausbildung von Narzißmus war aufregend. Mich, die ich aus einer Kultur kam, die in ihrer Verliebtheit in Hamlet'sche Dramen wenig Hoffnung auf Fortschritte der Menschheit ließ, begeisterte das. Da ich unbedingt lernen wollte, den amerikanischen Traum als Therapeutin umzusetzen, wurde ich zuerst Verhaltenstherapeutin und dann strategisch orientierte Paar- und Familientherapeutin. Diese Erfahrung bedeutete für mich eine willkommene Ablösung von meiner europäischen Sozialisation als „Verstehenstherapeutin", die sich wenig um direktive Interventionen und um konkrete Problemlösungen kümmerte.

Ich brauchte viele Jahre beruflicher Erfahrung als Therapeutin und Ausbilderin, um mit dem Ungleichgewicht zu Rande zu kommen, in dem ich mich befand, weil ich die Welt aus zwei kulturell verschiedenen Blickwinkeln betrachtete, nämlich aus der Perspektive sowohl der Neuen als auch der Alten Welt. Zum einen verstand ich menschliche Probleme als eingebettet in die historische und philosophische Entwicklung der Gesamtkultur, und zum anderen war ich aktiv bestrebt, aufs Hier und Jetzt problematischer Lebenszusammenhänge verändernd einzuwirken. Ich neige nach wie vor dazu, mich mit der Unvollkommenheit des Lebens abzufinden, und moralistische Empörung über seine unschönen Seiten, wie sie etwa Geheimnisse und Lügen darstellen, ist nicht meine Sache. Aber ich finde, daß dies nicht im Widerspruch zu meiner gleichzeitigen Bereitschaft steht, das Böse in menschlichen Beziehungen wahrzunehmen und daran mitzuwirken, Schuld und Leid erträglicher zu machen.

Die Art, wie ich therapeutisch mit Geheimnissen umgehe, stellt ein Gemisch aus diesen beiden kulturellen Haltungen dar. Während ich dazu neige, es für normal zu erklären, daß Lebenspartner Geheimnisse voreinander haben und dieser Haltung unter bestimmten Umständen sogar positive Seiten abgewinnen kann, erkenne ich, daß der gleiche Vorgang unter anderen Umständen Zeichen eines gefährlichen Machtkampfs sein kann und erfordert, sich offen mit ihm auseinanderzusetzen. Für mich ist es wichtig geworden, zwischen hilfreicher und destruktiver Geheimhaltung zu unterscheiden; der Unterschied zwischen beiden Formen wird deutlich werden, wenn ich meine therapeutischen Überlegungen und Vorgehensweisen dazu beschreibe.

Gute und böse Geheimnisse in meinem eigenen Entwicklungsprozeß

In der großen ländlichen Familie, in der ich während der „stummen fünfziger Jahre" aufwuchs, fand ich früh heraus, daß Geheimnisse, die man vor den anderen hatte, ein Mittel waren, der Umklammerung durch das übermächtige „Wir" zu entrinnen und durch die Abgrenzung von Privatbereichen ein „Ich"-Gefühl zu entwickeln. In dem großen Haus meiner Kindheit, in dem Familie, Verwandte und Gesinde zusammenlebten, gab es kaum so etwas wie räumliche Privatsphären. Und doch fanden wir Kinder reichlich Gelegenheit, persönliche Nischen aufzuspüren und zu besetzen, in denen wir unsere Geheimnisse bewahren konnten. Wenn ich so manches moderne Einfamilienhaus sehe, in dem Türen nicht existieren oder, falls es sie gibt, nicht zugemacht werden dürfen, frage ich mich oft, wie die Erwachsenen und die Kinder hier Nischen finden, um ihre Geheimnisse voreinander zu hüten.

Ich lernte auch schon früh in meiner Kindheit, wie sich durch die Geheimhaltung von Wissen Machtlosigkeit in Macht verwandeln läßt, indem man nämlich Dinge für sich behält, die als krankhaft abgestempelt würden, wenn sie nach außen drängen. Patienten und Patientinnen aus einer nahegelegenen psychiatrischen Klinik wohnten häufig bei uns und halfen in den Gewächshäusern. Ich erinnere mich insbesondere an Frau V., eine Frau in den Vierzigerjahren, die an Schizophrenie litt. Daß sie ab und zu Stimmen hörte, bekümmerte niemanden, solange sie darüber Stillschweigen bewahrte. Manchmal allerdings war ihre Erregung so groß, daß sie unbedingt jemandem von ihren Halluzinationen erzählen mußte. Meine Schwester und ich hörten ihr mit großem Interesse zu. Wir wußten, daß sie ihre Geschichten selbst erfunden hatte; wie sollten wir davor Angst haben! Wir ermahnten Frau V. aber ständig, niemandem außerhalb der Familie etwas davon zu erzählen, weil sie sonst für verrückt gehalten würde. Aus den Unterhaltungen der Erwachsenen wußten wir, daß Stimmenhören für Frau V. die Gefahr ihrer sofortigen Rückkehr in die Psychiatrische Klinik in Zürich heraufbeschwor. Ich weiß noch, wie gut und kompetent ich mich fühlte, weil ich Frau V. dabei half, ihr Geheimnis lange Zeit zu hüten und sich vor der Rückführung in die Anstalt zu schützen. Eines Tages allerdings vergaß sie sich dann doch und redete mit den Leuten im Dorfladen über ihre Stimmen. Sie kehrte nie wieder in unser Haus zurück. Diese Erfahrung war mir überaus lehrreich; ich fing an, den Sinn des Sprichworts „Reden ist Silber, Schweigen ist Gold" zu verstehen. (Daß dasselbe Sprichwort auch der Unterdrückung einer persönlichen Stimme – besonders von Frauen – dienen kann, merkte ich viel später.)

Es gab selbstverständlich auch die negativen Arten von Schweigen und Geheimhaltung. Da ich das älteste von fünf Kindern und die ideale „Mittelsperson" war, wurde ich von früh an zur Hüterin von Geheimnissen zwischen meinen Eltern, insbesondere in finanziellen Dingen; etwa wenn mein Vater mir heimlich auftrug, zum Kiosk zu gehen und ein Lotterielos zu kaufen, von dem er sich den großen Gewinn erhoffte. Vater liebte es, Luftschlösser zu bauen und eine bessere Zukunft zu phantasieren, was unsere Mutter zwang, die entgegengesetzte Rolle zu spielen, mit beiden Füßen fest auf der Erde zu stehen und sich um die finanziellen Angelegenheiten zu kümmern. Ihre Träume drehten sich um den Kauf von Dingen, die wir in den kargen Nachkriegsjahren entbehrten, zum Beispiel eine Waschmaschine oder ein neues Kleid für sie selbst. Sie redete mit mir darüber, aber unter der Bedingung, daß ich Vater kein Wort von ihren Träumen verriet, weil er sonst vielleicht auf dumme Ideen kam und ein Lotterielos kaufte, um für uns Geld zu beschaffen!

Die Erfahrung meiner Einbindung in Dreiecksverhältnisse hat eindeutig meine Berufswahl beeinflußt. Wenn ich ein Paar vor mir habe, bei dem beide mich auf ihre Seite zu ziehen versuchen oder versteckte Hinweise auf die heimlichen Unzulänglichkeiten des Partners oder der Partnerin fallenlassen, schrillt bei mir eine Alarmglocke aus der Kindheit: „Laß dich nicht in die Sache hineinziehen, sie werden's dir nicht danken." Daß ich mich seither aus dem Dreiecksverhältnis mit meinen Eltern befreit habe, erlaubt es mir, mit größerer Beherztheit, aber auch mit mehr Geduld an die Frage heranzugehen, wann es besser ist, die Dinge laufen zu lassen, und wann ich mich den Versuchen meiner Klienten widersetzen muß, mich in ihre Geheimnisse verwickeln und zur Komplizin machen zu lassen.

In meiner klinischen Praxis mit Paaren und Familien habe ich gelernt, zwischen den *konstruktiven* Geheimnissen im Zusammenhang mit der Ausbildung von Individualität und den *destruktiven* Geheimnissen, bei denen um der Ausübung von Macht willen gelogen wird, zu unterscheiden. Im folgenden Abschnitt werde ich mich mit konstruktiven Geheimnissen beschäftigen und sie als eine Möglichkeit betrachten, sich innerhalb des ehelichen „Wir", individuelle „Ich"-Bereiche zu schaffen.

Geheimnisse als Möglichkeit zur Entwicklung von Individualität

Als „Tyrannei der Intimität" (Sennett 1986) läßt sich die Art und Weise bezeichnen, wie viele Ehepaare zusammenzuleben versuchen, besonders Paare aus den sozialen Aufsteigerschichten. In ihrer Idealvorstellung von einer Beziehung spiegelt sich der Individualismus und Narzißmus unserer westlichen Gesellschaft mit seinem Akzent auf Selbstdarstellung durch fortlaufende Verbalisierung von Gefühlen. Darin sehen diese Paare einen Weg, sich angesichts des Zerfalls von Traditionen und verbindlichen Normen eine Sphäre der Vertrautheit zu sichern. Dieses Ideal ist auch als Tendenz beschrieben worden, die Welt in zwei Sphären aufzuteilen, „in einen ‚erhitzten' Binnenraum der Selbst- und Nähebeziehungen einerseits und in eine ‚kalte' Außensphäre all dessen, was mich nicht betrifft, andererseits" (Ziehe 1989: 135). Wie der Ausdruck „homo clausus" (Elias 1976) andeutet, gehört dazu, daß man sich und den anderen zum Gegenstand ständiger Reflexion und Kontrolle macht. Der Ausdruck von Elias besagt, daß sich der einzelne in sich verschließt und nur in der privaten Welt der Ehe oder der Familie aus sich herausgehen darf. Das Problem bei diesem Ideal besteht indes darin, daß die Möglichkeit, vertrauten Partnern sein Herz öffnen zu können, nicht einfach eine Möglichkeit bleibt, sondern zur Pflicht wird. In der Welt eines solchen Paares bedeutet die Pflege des Gefühlslebens im Extremfall totale Offenherzigkeit und totale Kontrolle. Keine Geheimnisse, keine verschlossenen Türen; das „Ich" für immer untergetaucht im „Wir", lautet die ungeschriebene Spielregel. Ich habe den Verdacht, daß viele heimliche Affären eine Reaktion auf diese Forderung sind, sich ständig offenbaren zu müssen; davon werde ich später noch ausführlicher berichten.

Die ersehnte Intimität, die sich dem narzißtischen Ideal zufolge nur mittels permanenter Wahrhaftigkeit und Offenheit erreichen läßt, kehrt sich oft gegen das Paar selbst. Das Verlangen nach Nähe wird erdrückt von dem allzu großen Gewicht, das auf Gemeinsamkeit und Gemütlichkeit liegt, einem Anspruch, der in die Kultur der deutschen Romantik gehört, ohne auf sie beschränkt zu sein. Was Wunder, daß unter diesen Umständen Geheimnisse und geheime „Nischen" zu einem wesentlichen Mittel werden, sich ein Gefühl von Selbstsein zu verschaffen. Im Rahmen ihrer Untersuchungen über amerikanische Ehen hat Rubin (1983) das Wort von den „intimen Fremden" geprägt, um auszudrücken, wie Paare durch ihren Anspruch auf totale Offenheit und nicht endenwollende Fürsorglichkeit in ihrem Verhältnis zueinander erkalten. „Fürsorglichkeit ist nicht gleichbedeutend mit Intimität", schreibt sie, wobei sie hervorhebt, daß Paare, die auf eine dauernde Verschmelzung ihres Gefühlslebens und auf absolute Aufrichtigkeit aus sind, häufig Erfahrungen aus der Kindheit nach- oder wiederholen. Damit will die Autorin sagen, daß nur Erwachsene, die einen ausreichenden Differenzierungsprozeß durchlaufen haben, imstande sind, leidenschaftliche Intimität zu erleben.

Ehe ich mich der klinischen Praxis in bezug auf den romantischen Liebeskult mit seinem Verbot von Geheimnissen zuwende, möchte ich noch einen kurzen Blick auf den historischen Prozeß werfen, der zu unserer Kultur einer „aufgeheizten" ehelichen Privatsphäre geführt hat. Um das Ende des 18. Jahrhunderts wurden die Frauen aus dem Mittelstand zum Rückzug in die Familie gezwungen und büßten weitgehend die Möglichkeit ein, Kontakte außerhalb des Beziehungssystems ihres Ehemannes zu knüpfen. Sie sahen sich auf ein „Tableau von Lebensentwürfen eingeschränkt, deren Merkmal weibliche Passivität ist" (Lorenzer 1989: 35). Die Intimität zwischen den Eheleuten und die Mutter-Kind-Bindung – insbesondere die Beziehung zwischen Mutter und Sohn – dienten als Ersatz für verlorengegangene weibliche Vergesellschaftungsformen. Da die Arbeiterklasse später diese mittelständische Einstellung übernommen hat, wurde auch sie vom Verlust weiblicher Kultur betroffen.

Kein Wunder, daß in der Isolation der modernen Familie die Frauen zu „emotionalen Verfolgerinnen" werden, die, wie dieser negative klinische Ausdruck andeutet, ewig bemüht sind, in den

Privatbereich ihrer Männer und Kinder vorzudringen, um deren Geheimnisse aufzuspüren. Selbst wenn die Frauen Zugang zur Berufswelt finden, bleiben sie dort Außenseiterinnen, solange die Kultur weiblicher Vergesellschaftung nur wenig Anerkennung findet. Während also am Arbeitsplatz die Isolation für viele Frauen weiterbesteht, bleiben gleichzeitig alte Ansprüche an sie als Familienfrauen unter der Oberfläche neuer Gleichheitsvorstellungen erhalten. Diese sind auch in den Köpfen der Frauen selbst eingeprägt. Frauen, die „emotionalen Verfolgerinnen", gelten als zuständig für Beziehungen und Betreuungsaufgaben; ihre Männer und Kinder schützen sich vor ihrer „Einmischung" durch Schweigen und dadurch, daß sie ihre persönlichen Angelegenheiten für sich behalten. Auf diese Weise setzt sich der Teufelskreis fort. Die Fokussierung des weiblichen Lebenssinnes auf die Paarbeziehung und auf das Verhältnis zwischen Mutter und Kind wird zugleich durch die historisch überkommene Machtverteilung zwischen Mann und Frau verstärkt, für deren Aufrechterhaltung die Normen der Arbeitswelt sorgen. Der berufliche Erfolg der meisten Männer in der westlichen Welt beruht nach wie vor darauf, daß sie zu Hause vollständig regredieren und sich erholen können: Sie sollen in Ruhe gelassen und von ihren Frauen versorgt werden. Von Frauen wird erwartet (zum Beispiel auch von der Schule), daß sie rund um die Uhr ihren Kindern und Männern zur Verfügung stehen, ohne Privatsphäre, ohne Zeit für sich selbst. Der Mythos von der perfekten Ehefrau und Mutter steht und fällt mit der Vorstellung ihrer absoluten Verfügbarkeit; bis zum heutigen Tag betrachten viele von uns dieses Ideal als etwas Selbstverständliches und versuchen, unser Leben danach einzurichten. Daß Frauen im wirklichen wie auch im metaphorischen Sinne ein Zimmer für sich allein, eine Grundlage für die Ausbildung ihrer Individualität brauchen, ist für die meisten meiner Klientinnen nach wie vor ein aufregender Gedanke.

Folgen für die Therapie

Die Verwirrung ist groß: Während einerseits moderne Paare Freiheit von den institutionalisierten Aspekten der Ehe und der Familie genießen, tauchen andererseits neue Zwänge anstelle der alten auf, wie zum Beispiel die beschriebene Vorstellung von absoluter Offenheit in der Darstellung der eigenen Gefühle. Die Tyrannei der Intimität mit ihrem unausgesprochenen Verbot, im Verhältnis zueinander ein privates Leben und persönliche Räume zu pflegen, hat Auswirkungen auf die dramatische „Aufführung" der meisten Paare, die zu mir in die Beratung kommen. Oft hängt das eng damit zusammen, daß es den Eheleuten nicht gelungen ist, sich hinlänglich von ihren Herkunftsfamilien zu lösen oder gegeneinander abzugrenzen. Wann immer das präsentierte Problem einer Therapie mangelnde emotionale und sexuelle Intimität ist, gehe ich von der Annahme aus, daß beide Partner über zuwenig Privatraum verfügen. Zuviel, nicht etwa zuwenig Gemeinsamkeit scheint der Ausbildung von Individualität als Basis für emotionale Intimität und Lust im Wege zu stehen.

Konstruktive Geheimnisse als Grundlage einer eigenen Persönlichkeit bei Paaren: Die Anerkennung von Eigenräumen

Wenn das präsentierte Problem bei einem Paar Intimität und Sexualität ist, gelten eine Reihe meiner Fragen seinen Verteilungsmustern bei der Zuordnung privater und gemeinsamer Bereiche. Als Leitidee dient mir dabei Virginia Woolfs Bild von einem „Zimmer für sich allein" als Vorbedingung für den Individualisierungsprozeß. Üblicherweise stelle ich während der Anfangssitzung den Paaren folgende Fragen:

1. Fragen an beide Partner:
Wenn Sie von der Arbeit nach Hause kommen – einzeln oder zusammen –, haben Sie dann beide Gelegenheit, sich Zeit für sich selbst zu nehmen, ehe Sie sich um die Kinder oder die Hausarbeit kümmern? Ist es für Sie möglich, eine Pause zu machen, ehe Sie sich Gemeinschaftsaufgaben widmen?

Wenn einer von Ihnen etwas ganz für sich will, etwas Eigenes, eine ganz private „Ecke", gibt es dann dafür in Ihrer Beziehung und auch in Ihren Wohnverhältnissen einen Ort? Wenn Sie zum Beispiel Ihr Tagebuch oder ein paar persönliche Briefe einschließen wollen, haben Sie dann in Ihrer Wohnung einen Platz, zu dem niemand sonst Zugang hat?

Wenn Sie sich vor Ihrem Partner in die eigene Privatsphäre zurückziehen wollen – vielleicht um mit Freunden oder Angehörigen Ihrer Familie zu telefonieren –, wie machen Sie das?

Wie verfahren Sie in Geldsachen? Hat jeder von Ihnen Geld, das er ausgeben kann, ohne den Partner um Erlaubnis fragen zu müssen? Weiß jeder von Ihnen, wieviel der andere verdient, und wie zufrieden sind Sie mit dem Entscheidungsprozeß, wenn Sachen für die Familie gekauft werden müssen?

2. Fragen an die Frau:
Können Sie ab und zu die Familie verlassen, um sich in Ihre private Sphäre zurückzuziehen, ohne vorher allein die Planung der Kinderbetreuung machen und sämtliche Mahlzeiten vorbereiten zu müssen? – Erstaunlich vielen Familienfrauen in Therapie ist nach eigenem Bekunden noch nicht einmal der Gedanke an ein so abenteuerliches Verhalten gekommen.

3. Frage an den Mann:
Gibt es Zeiten, wo Sie Ihrem eigenen Vergnügen nachgehen, ohne daß berufliche Tätigkeiten damit verknüpft sind? (Die meisten Männer in meiner Praxis würden sich nach eigenem Bekunden nicht trauen, allein zu verreisen oder auszugehen, wenn sie kein geschäftliches Anliegen damit verbinden können.)

Dies sind nur ein paar Beispiele für Fragen, mit denen ich die Legitimität von Privatsphären in Beziehungen bekräftige, und zwar sowohl im Blick auf deren reale Aspekte als auch hinsichtlich ihrer metaphorischen Dimensionen. Ich nehme an, daß der Mangel an Privatleben, der so viele Partner an der Entwicklung ihrer Individualität hindert, nicht unbedingt einer persönlichen Schwäche entspringt, sondern Bestandteil des allgemeinen Narzißmus ist, der in der Intimität von Paaren seinen Niederschlag findet. Denn unter dem dünnen Firnis der Idee von der „Individuation durch Gleichwertigkeit" zwischen Mann und Frau (Prokop 1987) hält sich in unserer Kultur nach wie vor die Illusion des „großen Paares", bei der Frauen ihr Leben vorwiegend aus dem Partner schöpfen und Männer sich von ihnen versorgen lassen. Die Therapie von Paaren ist vielleicht ein Weg unter anderen, diese Asymmetrie in Frage zu stellen und die Gleichwertigkeit der Geschlechter zu befördern.

Lügen und Geheimnisse

„Nicht die großen Tragödien bringen uns um, sondern die kleinen Schlamassel." Diesen Satz hörte ich zum ersten Mal, als ich mich in einer jüdischen Familie in London als Au-pair-Mädchen aufhielt. Diese Familie hatte viele Verluste erlitten und mußte auch mit der chronischen Krankheit der jungen Mutter fertig werden, aber ihren Humor verloren die Familienmitglieder nur selten. Für mich verkörperten sie in Reinkultur die bereits als typisch europäisch beschriebene Haltung, die Unvollkommenheit menschlichen Lebens zu akzeptieren, ohne deshalb in Resignation zu verfallen. Sie konnten sich durchaus über kleine Schlamassel erregen, zum Beispiel über die täglichen Lügen der Politiker und auch darüber, daß ich Zufriedenheit vortäuschte, nur weil ich mich fürchtete, einzugestehen, daß ich Heimweh hatte.

Viele Geheimnisse im Leben von Menschen in Therapie drehen sich nicht um Tragödien, sondern um die Schlamassel, die durch Lügen oder Verleugnen angerichtet werden. Wenn immer ich spüre, daß bei einem Paar eine Atmosphäre ständiger Reizbarkeit und Verärgerung herrscht, die sich tendenziell auf jedes Gesprächsthema erstreckt, gehe ich von der Annahme aus, daß unter der Oberfläche destruktive Geheimnisse und Lügen verborgen liegen. Die Pandorabüchse über längere Zeit unter Verschluß zu halten, kostet Anstrengung und erzeugt nicht enden wollenden Streß. Die meisten Geheimnisse nehmen in dem Maß einen destruktiven Charakter an, wie die beiden Partner sie benutzen, um Macht übereinander zu erlangen.

In der Anfangszeit meiner Arbeit mit Paaren war ich so eifrig bemüht, mich nicht in ihre Tragödien zu verlieben, daß ich das Thema Geheimnisse und Lügen kurzerhand vermied. Dadurch, daß ich den Akzent einseitig auf Ressourcen und rasche Problemlösungen legte, entwickelte sich bei mir, was ich heute als „Angst vor der Dunkelheit" bezeichne. Die wunderbare Idee der positiven Umformulierung von Problemen, die ich aus den verhaltenstherapeutischen Modellen meiner Ausbildung übernahm, führte dazu, daß ich den Themen, die sich nicht rasch und ordentlich dingfest machen ließen, aus dem Weg ging. Wenn ich den Klientengeschichten, die von Scham und Schuld handelten, kein Gehör schenkte, dann würden sie, hoffte ich, sich von selbst erledigen. Schließlich aber, als ein europäischer Kollege ein Inzestgeheimnis in einer Familie in der Weise positiv umformulierte, daß er von einem „Übermaß an Liebe" sprach und der mißbrauchten Tochter riet, ihrem Vater zu sagen, sie hätte „es" gern für ihn getan, geriet mein Glaube an die Wirksamkeit positiver Umformulierungen ins Wanken. Mich begann die Frage zu bewegen, ob nicht die politischen und sozialen Aspekte von Machtausübung ins Individuelle verschoben wurden, wenn man den Realgehalt von Geheimnissen, bei denen es um Inzest und um sexuelle Gewalttätigkeit ging, als „private Konstruktion" der Betreffenden umdeutete.

Viele Geheimnisse, die bei Paaren und bei ihrer Therapie eine Rolle spielen, haben mit Sexualität, Scham und Gewalt zu tun. Wenn wir als Therapeutinnen oder Therapeuten die Dinge einfach dadurch „ins Lot zu bringen" suchen, daß wir ihnen positive Interpretationen oder Umdeutungen liefern, dann bieten wir vielleicht Entlastung vom unmittelbaren Druck. Wenn sich unser Tun allerdings darin erschöpft, dann konspirieren wir unter Umständen mit einem Tabu, das es Klienten verbietet, Erleben in Worte zu fassen, und das häufig bereits Teil ihres Problems ist. Kein Wunder, daß Geschichtenerzählen in der Familientherapie zu solch einem wichtigen Instrument geworden ist. Es ist eine Möglichkeit, das Schweigen zu brechen und Erfahrungen zur Sprache zu bringen, um auf diese Weise Menschen aus ihrer Ohnmacht zu befreien und eindeutige Rahmenbedingungen und Orientierungshilfen für Veränderungen zu schaffen. Was Geheimnisse und Lügen angeht, bin ich mittlerweile der Überzeugung, daß die Antwort weder in der radikalkonstruktivistischen Ideologie liegt, derzufolge Geheimnisse ihre Macht nur in den Augen derjenigen haben, die sie hüten, noch darin, den Inhalt von Geheimnissen und Lügen für eindeutig real zu halten. Das Schlüsselproblem in bezug auf Geheimnisse und ihre Funktion als Machtmittel liegt meines Erachtens darin, den spezifischen Kontext zu verstehen, in dem solche Strategien entstehen und Wirkung zeigen.

Weder dürfte die Antwort darin liegen, ein Gefühl für *Ordnung und Moral* noch einen Sinn für *Tragödien* in die Therapie von Paaren hineinzubringen, wie eine neokonservative Sicht vom therapeutischen Umgang mit Paarproblemen offenbar möchte (Hellinger 1991; Pittman 1987), noch liegt sie in der seltsamen Vorstellung, daß Macht „bloß eine Metapher" sei und Geheimnisse und Lügen deshalb unerheblich sind. Eine maßgeschneiderte Therapie bedeutet, daß Raum für Wandel sowohl in der „Realität" als auch in den „Vorstellungen" dazu erzeugt wird. Die folgenden zwei Fallbeschreibungen sollen deutlich machen, wie ich versuche, diese beiden Perspektiven im Gleichgewicht zu halten.

Silvias Geschichte: Untreue als Treue zu sich selbst (aber was ist mit der Therapeutin?)

Silvia ist fünfunddreißig Jahre alt, seit zwölf Jahren verheiratet und hat zwei Kinder, die gerade dabei sind, eigene Schritte in die Welt hinaus zu machen. Zusammen mit ihrem Mann Frank, einem tüchtigen, vierzig Jahre alten Ingenieur, bewohnt sie ein kürzlich fertig gewordenes Eigenheim. Vor zehn Jahren, ehe ihre Tochter zur Welt kam, hat Silvia ihren Beruf als Lehrerin aufgegeben. Silvias Vater ist ein vielbeschäftigter konservativer Lokalpolitiker; ihre Mutter kommt die junge Familie noch jeden Tag besuchen.

Als Silvia mit mir einen Termin für eine Therapie mit ihrer Herkunftsfamilie vereinbarte, war ich ziemlich überrascht, da ich oft in der Zeitung gelesen hatte, wie wenig ihr Vater Leute schätzte, die sich auf die Hilfe anderer verließen. Zur ersten Sitzung kam Silvia, eine sehr attraktive Frau, zusammen mit ihrer Schwester und ihrem Bruder. Weder die Eltern noch die jüngste Schwester, die 28 Jahre alt ist, im Elternhaus lebt und als „manisch-depressiv" bezeichnet wurde, erschienen. In unserer ersten Absprache über das Ziel der Beratung einigten wir uns auf ein Vorgehen, das den drei Geschwistern half, besser mit der Situation fertigzuwerden, der sie durch die zwiespältige Bindung von Eltern und Schwester ausgesetzt waren. Nach fünf Sitzungen hatten sich die Geschwister von ihrer Herkunftsfamilie innerlich soweit gelöst, daß sie ihren ursprünglichen Zickzackkurs aus übermäßigem Engagement und Distanzierung durch eine Neubestimmung ihres Verhältnisses zur Familie ersetzen konnten.

Beim Abschied bat mich Silvia um einen Einzeltermin. Die Sitzung begann mit der Schilderung einer belastenden Konfliktsituation. Nach zwölf guten Ehejahren mit Frank hatte sie sich „aus heiterem Himmel" in den Chef ihres Mannes verliebt, einen fünfzigjährigen, beruflich erfolgreichen, geschiedenen Mann. Sie habe ihn heimlich getroffen und in der Beziehung zu ihm eine sexuelle Leidenschaft erlebt, wie sie in ihrem Verhältnis zu Frank undenkbar sei. Silvia erklärte, sie wolle mit Frank verheiratet bleiben, weil sie ihn gern habe und weil ihr bewußt sei, daß sie sich in ein Luftschloß verliebt habe; sie meinte aber, einfach noch nicht auf ihre heimliche Liebe verzichten zu können. Daß sie ein Geheimnis hatte und Frank belog, irritierte sie, aber daß er in die Therapie mitkam, wollte sie auch nicht.

Ich kannte zu diesem Zeitpunkt Frank noch nicht und war ihm durch keine therapeutische Beziehung verbunden, aber ich hatte das Anliegen, ihm gegenüber fair sein zu wollen. Sollte ich darauf bestehen, daß Silvia ihn mitbrachte, und sollte ich sie auffordern, ihm von ihrer Affäre zu erzählen, damit ich nicht zur Hüterin ihres Geheimnisses wurde? Meine persönliche Erfahrung wie auch meine berufliche Schulung sprachen dafür, aber Silvia bat um Aufschub. Sie wollte, daß ich ihr erst beim Ablösungsprozeß von ihrem Geliebten half. Nur so könne sie ohne die Empfindung, sich einem Zwang gebeugt zu haben, zu Frank zurückkehren, erklärte sie. Mit gemischten Gefühlen ließ ich mich auf ihr Anliegen ein. Als ich Rücksprache bei einem erfahrenen Kollegen nahm, wurde ich indes zurechtgewiesen. Von ihm bekam ich zu hören, daß ich mich an einem typischen Zwei-Frauen-Bündnis gegen einen betrogenen Ehemann („Mutter-Tochter gegen Vater" nannte er es) beteiligt hatte. Dennoch beschloß ich, noch ein paar weitere Sitzungen mit Silvia allein durchzuführen. Ihr wurde immer klarer, daß die Liebe, die sie ihrem Geliebten schenkte und von ihm empfing, ein Ersatz für die Liebe war, die sie gern ihrem Vater geschenkt und von ihm empfangen hätte, der für sie eine gleichzeitig abweisende und anziehende Gestalt war. Silvia begriff allmählich, daß sie dabei war, ihr problematisches Verhältnis zu ihrem Vater mit der „falschen" Person zu lösen und über einen Dritten den erforderlichen Prozeß der Ablösung vom Vater zu vollziehen. Schritt für Schritt entfernte sie sich von dem Bild des süßen kleinen Mädchens, das sich dem distanzierten, königlichen Vater in der Rolle der Prinzessin zu nähern versuchte. Indem sie zum ersten Mal im Leben ihre Beziehung zu ihm bestimmte, trat sie als erwachsene Frau in einen Dialog mit ihm ein. Wie früher blieb der Vater emotional distanziert, aber er vermochte ihr schließlich zu sagen, wieviel sie ihm bedeutete.

Acht Monate nach unserer ersten Sitzung, als Silvia sich anschickte, ihren Geliebten zu verlassen, erzählte sie ihrem Mann endlich ihr Geheimnis. Frank nahm sofort Kontakt mit mir auf und bat, mit Silvia mitkommen zu dürfen. Schon am Telefon erklärte er mir, er habe die zwei letzten Tage nichts gegessen und nicht geschlafen; so sehr habe ihn Silvias Untreue getroffen. Wie würde ich ihm als Hüterin von Geheimnissen und Lügen, die sich gegen ihn richteten, ins Gesicht sehen können? Wie konnte ich zu ihm eine Beziehung finden, die nicht von Mißtrauen geprägt war?

In der ersten Stunde zu dritt schlug ich vor, Frank solle Silvia nach allem fragen, was er wissen wolle; ich bot auch an, ihm den Verlauf der Einzelstunden aus meiner Sicht zu schildern. Außerdem erzählte ich Frank von der Zwangslage, in der ich mich befunden hatte; ich erklärte mich bereit, ihn und Silvia an einen Kollegen zu überweisen. Nach der ersten gemeinsamen Sitzung entschied Frank, daß er ungeachtet aller Ressentiments gemeinsam mit Silvia die Therapie bei mir fortsetzen wolle. Dabei deutet er an, daß er von Silvias Verhältnis gewußt und ebenfalls Geheimhaltung praktiziert hatte, wenn auch aus anderen Beweggründen. Er hatte sich der Wahrheit nicht stellen wollen und sich deshalb mit dem Gedanken getröstet, Silvias Schwärmerei werde sich mit der Zeit legen.

In den anschließenden Sitzungen mit dem Paar wurde das Problem, wie man „sich selbst treu bleibt", zum zentralen Thema. Frank und Silvia sahen beide ein, daß sie als Erwachsene ihren Eltern unreflektiert die Treue bewahrt hatten und dabei sich selbst untreu geworden waren. Als Eheleute waren beide Gefangene der strengen Normen ihrer Familien, unter denen ihre eigene Lebenskraft erstickte. Silvias eheliche Untreue, die sie nun im Zusammenhang mit der Erfahrung mangelnder persönlicher Autonomie und Leidenschaft verstand, hatte zur Folge, daß die beiden neue Perspektiven für die Bedeutung ihrer ehelichen Krise entwickelten. Silvias Treuebruch wurde ihnen zum Anlaß, ihre persönlichen Vorstellungen vom Leben neu zu entwickeln und „sich selbst gegenüber Treue zu beweisen", um so den Grund für eine reifere Beziehung zu legen.

Drei Jahre danach, in einem Nachgespräch, befragte ich beide nach positiven und negativen Aspekten ihrer Ehekrise, insbesondere im Blick auf Silvias Geheimnis und meiner Rolle als zeitweilige Hüterin dieses Geheimnisses. Als ich Frank gegenüber das Thema des vorliegenden Kapitels erwähnte und davon sprach, wie unwohl mir hinsichtlich der Rolle war, die ich gespielt hatte, sagte er: „Schreiben Sie, daß im Alten Testament steht, alles hat seine Zeit. Hätte Silvia mir von ihrer Affäre erzählt, als sie noch in den Wolken schwebte und nicht bereit war, die Beziehung zu diesem Mann aufzugeben, ich wäre durchgedreht oder hätte ihn umgebracht. Es war gut, daß Sie warteten, bis sie sich gelöst hatte, und daß Sie als ihre Therapeutin ihr die Zeit dazu ließen und einen langen Atem behielten. Natürlich war ich damals manchmal stinkwütend auf Sie, weil ich irgendwie immer wußte, worüber Silvia mit Ihnen redete. Das Wichtigste daran, wie Sie mit der Sache umgingen, war, daß Sie sich zu ihren eigenen Konflikten bekannten und nicht die selbstsichere Expertin spielten. Ich bin froh, daß Sie mich damals, als ich fast den Verstand verloren hätte, gestützt und mir Mut gemacht haben."

Kommentar

In Übereinstimmung mit Silvias Wünschen wählte ich damals einen Weg, der lange Zeit einem Drahtseilakt gleichkam und die ständige Gefahr des Absturzes barg. Das widersprach meiner ursprünglichen Vorstellung von systemischer Therapie, die zusammenlebende Menschen immer einbeziehen mußte. Es widersprach auch meiner in der Kindheit erworbenen Abneigung dagegen, zur Hüterin von Geheimnissen im Rahmen von Dreiecksverhältnissen gemacht zu werden. Daß ich in diesem Fall nicht vom Seil herunterfiel, hat, wie es scheint, zwei Gründe. Erstens folgte ich meinem Gefühl, daß Silvia besser als ich wußte, was gut für sie war, statt mich an allgemeine moralische oder therapeutische Prinzipien zu klammern. Zweitens sah sich Frank durch meine Bereitschaft, meine professionellen Konflikte und Zweifel mit ihm zu erörtern, dazu ermutigt, über seine eigenen zu sprechen, statt mir aus meiner Geheimhaltung einen Vorwurf zu machen.

Sonderlich begeistern kann ich mich nicht für die neokonservative „systemische" Tendenz, mit dem Prinzip einer „universellen Ordnung" gegen Geheimnisse und Affären anzutreten (vgl. Hellinger und Pittman op. cit.). Statt einem möglichen Melodrama Vorschub zu leisten, bemühe ich mich lieber, das Moment von Normalität bei solchen kritischen Ereignissen zu betonen, indem ich sie in den Zusammenhang der jeweiligen Biographie wie auch der soziopolitischen Aspekte von Geschlechterbeziehungen stelle. Für wichtig halte ich es allerdings, Paare davon zu überzeugen, daß sie Alternativen finden zu Geheimhaltungsstrategien, die eine unausgewogene innereheliche Machtverteilung aufrechterhalten. Ich habe am Beispiel der schizophrenen Frau, die in meiner Familie lebte, gezeigt, wie sich Machtlosigkeit dadurch in Macht verwandeln läßt, daß ein Mensch Informationen über sich selbst geheimhält. Je nach Kontext kann dieses Verhalten ein konstruktiver Weg zur Ausbildung von Eigenständigkeit oder eine destruktive Strategie zur Unterdrückung anderer sein. Hätte Silvia die Verheimlichung ihrer Affäre über einen längeren Zeitraum hinweg dazu genutzt, Macht über Frank auszuüben, hätte ich meinen Vertrag mit ihr aufgekündigt.

In meiner paartherapeutischen Praxis habe ich festgestellt, daß Situationen mit *vorübergehenden Heimlichkeiten* jedes einzelnen fast immer von einem neuen Gleichgewicht und einer neuen Intimität gefolgt sind, wobei dann auch die Frage, wer wie über Nähe und Distanz entscheidet, neu geregelt wird. Die Erfahrung, die ich in solchen Situationen mit Paaren mache, verläuft häufig nach folgendem Schema: Eine außereheliche Affäre, die geheimgehalten wird, scheint erst einmal das bisher nicht bewußte Bedürfnis eines der beiden Partner zu befriedigen, ein „Zimmer für sich allein" zu haben. Wenn sich die Dinge positiv entwickeln, wird das Geheimnis enthüllt, und es kommt schließlich zu einem neuen Gleichgewicht zwischen dem „Ich" und dem „Wir" in der Paarbeziehung; beide Partner erleben Verbundenheit und individuelle Freiheit auf einer neuen Differenzierungsebene. Rein rational gesehen gibt es natürlich einfachere Wege, um dieses Ziel zu erreichen. Aber manchmal hat das Herz Gründe, von denen der Verstand nichts weiß.

„In Liebesbeziehungen gibt es zwei Grundtendenzen und Prinzipien: Das eine ist das dem Kinderbereich zugehörige Gebot der Treue, des Zusammenhalts in guten und in schlechten Tagen. All das verlangt sehr viel Kultivierung, Erziehung des Herzens und der Gefühle, Toleranz und Einfühlung und all das. Das Gegenprinzip ist die Leidenschaft, die nur sich selber kennt und keine Gründe außerhalb von sich selber gelten läßt und natürlich auch so etwas wie moralische Gebote wie Treue und ‚man muß auch an andere denken' und Kinder usw. lächerlich findet und sich darüber hinwegsetzt, alle Normen verletzt, wenn es sein muß … Du kannst das nicht vereinbaren. Die Ehe ist insofern furchtbar, als sie tut, als ginge das zusammen" (Barbara Sichtermann 1982).

Geheimnisse aus der Herkunftsfamilie als Zwangsjacke in der Paarbeziehung

Die folgende Fallskizze spiegelt viele vergleichbare klinische Situationen, in denen sich Familiengeheimnisse und Familienlügen aus vergangenen Generationen als Zwangsjacke für eine Paarbeziehung auswirken.

Die vierunddreißigjährige Monica, frühere Stewardeß, und der etwas ältere Fritz, Pilot, kamen zu mir in die Praxis, weil sie Probleme mit ihrem Sexual- und Intimverhältnis hatten. Wegen neuer Vorschriften in der Fluggesellschaft hatte Monica ihren Beruf aufgegeben und die traditionelle Rolle einer Ehefrau und Mutter übernehmen müssen, trotz aller anderslautenden früheren Absprachen zwischen den Ehepartnern. Sie beklagte sich, daß sie sich jetzt völlig abhängig von Fritz fühle, der „sich zu Hause wie ein Captain aufführt. Er will nichts weiter, als mit mir ins Bett gehen, um sich von der Arbeit zu erholen. Ich komme mir wie sein Freizeitvergnügen und nicht wie eine Partnerin vor." Fritz wandte dagegen ein: „Ich weiß nicht, warum Monica so distanziert ist und sich nicht mehr für Sex interessiert. Sie will immer erst über Gefühle reden. Aber in diesem Punkt bin ich einfach anders als sie. Wenn sie mit mir schliefe, könnte ich danach mit ihr reden. Aber wenn sie mir die kalte Schulter zeigt, weiß ich nicht, was ich sagen soll. Würde ich reden, kämen nur wütende Vorwürfe dabei heraus. Ich hasse es, mich zu Hause zu streiten."

In der Anfangsphase der Behandlung richtete sich Monicas Zorn gegen ein Arbeitsarrangement, für das Fritz wenig konnte. Als ihnen das klar wurde, fingen beide an, sich zu überlegen, wie sie es einrichten konnten, daß Monica mehr Zeit für sich hatte, während Fritz sich um die Kinder kümmerte. Ich ermunterte sie auch, für einen gemeinsamen Freiraum zu sorgen, in dem sie ihre Beziehung pflegen konnten. Die beiden brachten es fertig, allein auf eine Insel zu fliegen, und genossen das Zusammensein, frei von der Vielzahl familiärer und beruflicher Pflichten, die sie sonst verschlangen. Nachdem sie zurück waren, bestätigte sich bei Monica indes der Eindruck, daß Fritz schlicht unfähig war, in ihre und ihrer Kinder Welt einzutauchen. Fritz gab zu, daß das stimmte – er fühlte sich innerlich kalt und ausgebrannt, sobald er mit der Familie zusammen war.

Als Therapeutin war ich mit meinem Latein am Ende. Auf der Verhaltensebene lief alles gut, aber ich konnte spüren, wie sich Fritz emotional distanzierte und wie verzweifelt Monica darüber war. An diesem Punkt fiel mir Fritz' Familiengeschichte ein: Ich wußte, daß Fritz beim Tod seines Vaters erst 15 Jahre alt gewesen war. Ich fragte ihn, was für eine Art Vater er gehabt hatte, und er wirkte argwöhnisch und angespannt, als er kurzangebunden antwortete: „Mein Vater arbeitete den ganzen Tag im Familienbetrieb und hatte wenig Zeit für uns. Ich habe ihn kaum gekannt." Ich folgte meinem Gespür und wandte Fritz meine volle Aufmerksamkeit zu: „Ihr Vater hatte offenbar wenig Zeit für Sie. Gibt es sonst jemanden, der bei Ihnen die Rolle eines männlichen Vorbilds gespielt hat? Vielleicht einen Mann, der sich für Sie interessierte, der wie Sie herzlich und voll Gefühl und dabei tüchtig in seiner Arbeit war?" Die Spannung im Raum wuchs. Monica rutschte unruhig auf ihrem Stuhl hin und her. Fritz saß da wie gelähmt. Er antwortete nicht. Dann – ich sah wohl nicht recht! – liefen ihm Tränen über die Wangen herab. Monica, völlig überrascht, reichte ihm ein Taschentuch: „Mein Gott, Fritz, ich hab' dich noch nie weinen sehen." Schluchzend und zögernd erzählte uns Fritz, daß er seinerzeit an der Fachschule einen Lehrer hatte, den er verehrte. „Eines Tages stellte er sich vor uns Schüler hin und sagte mit Tränen in den Augen: ‚Ich möchte euch etwas sagen. Heute ist nach fast *fünfzig* Jahren meines Lebens der erste Tag, an dem ich ohne Vater bin. Ich bin traurig und gleichzeitig dankbar, daß ich ihn gehabt habe.' Alle Jungen weinten mit ihm. Und plötzlich ging mir auf: Nicht nur hatte ich keinen Vater, dem ich mich verbunden fühlte, ich war auch voll Zorn gegen ihn und die Lügen in unserer Familie. Denn Vater war ein schwerer Alkoholiker, und er soff sich zu Tode. Er starb nicht an Überarbeitung, wie man uns erzählt hatte und wie wir den anderen Leuten erzählen mußten. Ich glaube, daß dieser Augenblick, wo mein Lehrer um seinen Vater trauerte, das letzte Mal in meinem Leben war, daß ich geweint habe." Monica, die Fritz' Geheimnis zum ersten Mal hörte, weinte mit ihm. Dann sagte sie: „Wenn Menschen all ihre Kraft darauf verwenden, ein Pulverfaß von Geheimnissen unter Verschluß zu halten, dann zehrt das vermutlich alle Spontaneität auf. Laß uns so etwas nie einander oder den Kindern antun."

Lügen und Geheimnisse über die Generationen hinweg können als Zwangsjacke dienen, die gegen Trauer, Schmerz und Zorn schüt-

143

zen, aber auch unendlich viel Energie binden. Was für eine Erleichterung, wenn alles herausgebracht wird und jemand wie Monica da ist, der die Arme öffnet, statt dich zu verhöhnen und dir die kalte Schulter zu zeigen! Nach diesem Wendepunkt verlief die Entwicklung bei Monica und Fritz so positiv, daß ich kaum mehr etwas tun mußte. Als sie zwei Jahre danach beim Nachgespräch auf ihre Ehekrise zurücksah, erzählte mir Monica, wie überrascht sie gewesen sei, daß Fritz so tiefe Empfindungen hatte. Beide sprachen endlich über ihre persönlichen Erfahrungen auf der Schattenseite des Lebens, die sie bis dahin verleugnet hatten, um den Glamour ihrer Jet-set-Welt nicht zu trüben. Meinem Vorschlag folgend hatten sie danach Fritz' Mutter besucht. Während sie sich Familienfotos ansahen, zeichnete die Mutter ein Bild ihres Mannes, das einen ganz anderen Menschen zeigte als den, der damit begonnen hatte, seine Sorgen in Alkohol zu ertränken. Als die beiden aus der letzten Stunde bei mir gingen, wandte sich Fritz um und wollte von mir wissen: „Fragen Sie eigentlich jeden Mann, den Sie behandeln, nach seinem Vater, oder ahnten Sie einfach mein Familiengeheimnis? Wie dem auch sei, von mir ist eine schwere Last genommen, seit ich darüber reden durfte."

Kommentar

Wenn ich ein therapeutisches Vorgehen, wie ich es bei Silvia und Frank sowie Monica und Fritz wählte, Therapeutinnen und Therapeuten in Ausbildung darlege, handele ich mir manchmal eine Zurechtweisung ein: „Das interessiert mich nicht, wie man mit der Familiengeschichte und mit Gefühlen bei Paaren umgeht. Ich bin hier, um systemische Interventionen zu lernen." Wenn ich erkläre, daß ich gern mit zwei Blickrichtungen arbeite, nämlich mit Blick einerseits auf die konkreten Verhaltensweisen von Menschen im Hier und Jetzt und andererseits auf ihre biographischen Beweggründe (Sinnstrukturen) dafür, und daß diese Perspektiven sich eher ergänzen als ausschließen, komme ich mir ein bißchen merkwürdig vor angesichts der Einfachheit des Ganzen. Ich frage mich, was ich oder andere Ausbilder den Studierenden auf unserem Gebiet bis jetzt beigebracht haben. „In der Familientherapie gab es eine Phase, da jedem, der den Blick zurück wagte, das Schicksal der Frau Lot angedroht

wurde", schreibt zu diesem Thema ein Mitglied des Ausbildungsteams an unserem Lehrinstitut (Hildenbrand 1990). Wie ich den Stu-
denten klarzumachen versuche, entspricht es meiner Haltung, die Informationen von Klienten erst einmal gutgläubig zu akzeptieren und
mich nach Kräften um Veränderungen zu bemühen, die in die von ihnen gewünschte Richtung zielen. Hat diese Strategie Erfolg und sind
beide Partner zufrieden, dann bin ich es auch. Wenn sie jedoch immer
wieder denselben Tanz aufführen und sich das bei jedem beliebigen
Gesprächsthema wiederholt, gehe ich von der Annahme aus, daß wir
nur die Spitze eines Eisbergs berührt haben. Ich mache mich dann
daran, die geschichtlich bedingten Themen und Motive der Betreffenden aufzuspüren und anzupacken; sie als die „Musik" zu verstehen, zu der sie ihren schmerzhaften Tanz tanzen. Sehr oft ist das eine
Musik, die voll von Geheimnissen und Lügen aus der Vergangenheit
ist und bei der es sich sehr wohl lohnt, sie aufzudecken und im Sinne
der erwünschten Veränderungen „umzukomponieren".

Geheimnisse, Schuld und Unrecht

Dichter wissen, was uns wissenschaftlich geschulten Therapeuten
häufig entgeht. Eine Problemlösung, die auf ungelöster Schuld und
unbewältigtem Unrecht aufbaut, ist oft nicht nur wirkungslos, sondern sogar gefährlich. Das Spiel eines Paares kann sogar lebensbe-
drohend werden, wenn die Partner sich an einen jener „Mythen"
klammern, die so oft in der Frühzeit des Liebesverhältnisses geschaffen wurden und dann zu einem geheimen Bann erstarren, der
nie mehr in Frage gestellt werden darf. Eugene O'Neill, einem der
großen amerikanischen Dramatiker, verdanken wir die Kenntnis
dieses Sachverhalts, die in der paartherapeutischen Entwicklung
fast verloren gegangen wäre, als man so sehr den Akzent aufs Positive legte, daß Verlogenheit und Unrecht nicht einmal mehr in der
Vorstellung auftauchen durften.

In dem Stück *Der Eismann kommt* sagt Hickey, nachdem er
seine Frau erschossen hat, zu seinen Freunden:

„Wenn ich von 'ner Tour zurückkam, merkte Evelyn gleich, ob ich was mit
'ner Nutte hatte. Sie gab mir einen Kuß, schaute mir in die Augen und
wußte Bescheid ... Ihr könnt euch gar nicht vorstellen, wieviel Kummer ich
ihr gemacht habe und was für Schuldgefühle ich deswegen hatte! Wie ich

mich gehaßt habe! Wenn sie nur nicht so verdammt brav gewesen wäre! Warum konnte sie's nicht genauso machen wie ich? ...

Mein Gott, ich liebte sie so sehr, aber ich fing an, die Illusionen zu hassen, die sie sich machte. Ich war kurz davor, durchzudrehen, weil ich ihr nicht verzeihen konnte, daß sie mir alles verzieh ... Es war die einzige Möglichkeit, sie von der Qual ihrer Liebe zu erlösen. Das war mir im Grunde schon immer klar ...

Ich stand an ihrem Bett und fing plötzlich an zu lachen. Ich konnte nicht anders, aber ich wußte, Evelyn würde mir verzeihen. Und dann sagte ich etwas zu ihr, was ich ihr schon lange sagen wollte; ‚So, jetzt weißt du, was du von deinen Illusionen hast, du Miststück.'"

Kommentar

Nach meiner therapeutischen Erfahrung gibt es keine konstruktive Entwicklung menschlicher Beziehungen, die durch einen geheimen Reigen aus Schuld, Unrecht und vermeintlicher Unschuld deformiert werden, solange die verborgenen Machtquellen nicht aufgedeckt und die asymmetrischen Verhältnisse nicht ins Gleichgewicht gebracht werden. Die heimlichen Waffen der Unschuld können dabei ebenso stark sein wie die einer ständigen Schuld. Was auf den ersten Blick wie eine komplementäre Beziehung aussieht, ist oft Kern einer symmetrischen Eskalation, die aus der Polarisierung von Unschuld und Schuld hervorgeht, wie sie in den Rollen von Evelyn und Hickey Gestalt annimmt. In dem Drama, das sich zwischen den beiden abspielt, hat *sie* das Motiv, sich zu opfern, um ihn vom Laster zu erlösen, während *er* ihr beweisen will, daß ihr das niemals gelingen wird; das scheint letztlich der Grund zu sein, warum er sie umbringt. Auf verrückte Weise bewahrt Hickey Evelyn davor, ihre Unschuldsrolle aufgeben zu müssen, und bewahrt sich selbst davor, die Schurkenrolle aufgeben zu müssen, getreu dem geheimen „Mythos", den beide in den Anfängen ihrer Liebe geschaffen und seitdem genährt haben.

Erfahrungen geheimen Unrechts, das frühere Generationen nicht offengelegt und gesühnt haben, sind leicht verschiebbar und können in der folgenden Generation auf die Paarbeziehungen und das Wohlergehen einzelner Einfluß nehmen. Wenn solch ein Träger unbewältigter Familienschuld das Spiel fortsetzt, ohne die Spielregeln zu kennen, kann eine Psychose oder ein Selbstmord unter Umständen zum letzten Ausweg werden. Bei Heranwachsenden gehe ich deshalb über die Gegenwartssituation hinaus und suche in der Geschichte der Eltern oder Grosseltern nach unbewältigten Familienthemen – vor allem dann, wenn die Betreffenden so verwirrt sind, daß weder ich noch ihre Familie uns einen Reim darauf machen können.

Gewiß ist es kein Zufall, daß ich, während ich dieses Kapitel schrieb, einen Telefonanruf von einer Kollegin erhielt, die in der ehemaligen DDR praktiziert. „Weißt du", sagt sie, „seit die Mauer draußen gefallen ist, brechen auch die Mauern drinnen zusammen. Immer wieder habe ich Frauen in den Therapiesitzungen, die vergewaltigt wurden, aber sich nie trauten, jemandem ihr Geheimnis zu verraten. So verhielt man sich auch in der übrigen Gesellschaft, wenn man überleben wollte. Dasselbe gilt für Männer, die, um sich ihre politische Position zu erhalten, die nächsten Freunde verrieten, aber aus Angst, alles zu verlieren, Stillschweigen darüber wahrten. Ich habe gerade den Sohn solch eines Vaters in Behandlung; er ist zutiefst depressiv, geradezu selbstmordgefährdet. Wenn ich als Therapeutin nur eine Palette von Verfahrensweisen zur Verfügung hätte, wie sie die ahistorischen ‚Reparaturmodelle' liefern, die man uns beizubringen pflegte, würde ich nichts weiter als mithelfen, neue Mauern aufzubauen, und alles wäre umsonst gewesen."

Unsere Aufmerksamkeit für die positiven Elemente und Möglichkeiten in menschlichen Beziehungen sollte uns, meine ich, nicht daran hindern, heimliches Unrecht und heimliche Bindungen wahrzunehmen. Auf solcher Grundlage können wir helfen, daß unerledigte Themen abgeschlossen und gleichzeitig neue Weisen der Lebensbewältigung gelernt werden. Rituale zum Beispiel, durch die anerkannt wird, daß Unrecht getan wurde, oder Rituale, die, wie Imber-Black (Imber-Black/Roberts/Whiting 1993) meint, alte Kränkungen heilen, damit sich neue Perspektiven entwickeln können, erlauben Übergänge, aus denen wieder Lebenskraft wächst.

Beispiele von Ritualen zur Überwindung von Unrecht und Geheimnissen im Leben von Paaren

Mach dem Opfer geheimen Unrechts Mut, seinen Zorn zu zeigen

Helen, eine junge Frau, hat mich dieses Ritual gelehrt, das ich seitdem auch bei anderen Paaren verwendet habe. In der ersten therapeutischen Sitzung mit Helen und Kurt erzählte mir Helen, wie sie mit dem Gedanken an Selbstmord gespielt habe, als Kurt ihr aus heiterem Himmel erzählte, daß er sich auf einem Betriebsfest in eine Kollegin verliebt und eine leidenschaftliche Affäre mit ihr begonnen hatte. Dieses heimliche Verhältnis dauerte schon sechs Monate. Kurt wiederum erklärte, er wisse nicht mehr, wo er stehe oder mit welcher Frau er zusammenleben wolle. An dem Abend, an dem Kurt die andere Frau kennengelernt hatte, war Helen mit dem Baby zu Hause geblieben, um ihrem Mann Gelegenheit zu geben, sich zu amüsieren; dieser Umstand kränkte sie sogar noch mehr als das Schweigen, in das er seine Affäre gehüllt hatte.

Nachdem Kurt sein Geheimnis verraten hatte, weinte Helen wochenlang und fand keinen Schlaf. Dann beschloß sie eines Tages, Rache zu nehmen. Ihr Zorn triumphierte über ihre Verzweiflung. Sie rief alle ihre Freundinnen in der Umgebung an und bat sie, am folgenden Abend zu ihr zu kommen, weil sie dringend ihren Rat brauche. Kurt schlug sie vor, seine Freundin zu besuchen und mit ihr zu überlegen, wie es weitergehen solle. Sie werde dasselbe tun und brauche dazu Ruhe und den Beistand ihrer Freundinnen. Kurt reagierte darauf zuerst mit Überraschung und Erleichterung. Gleichzeitig war er verwirrt und irritiert, respektierte aber Helens Entschlossenheit. Als er um Mitternacht nach Hause kam, saßen die Frauen immer noch im Gespräch zusammen und tranken Wein. Ganz offenbar waren sie alle voll damit beschäftigt, gemeinsam mit Helen „die Sache zu klären", wie eine von ihnen sich ausdrückte. Kurt fiel die freundliche und ernsthafte Atmosphäre auf und daß sie ihm gegenüber keine strafende Haltung an den Tag legten.

Statt sich an die Rolle des unschuldigen Opfers zu klammern, forderte Helen ihre Freundinnen auf, ihr zu sagen, was sie nach ihrer Meinung selbst zur Krise in ihrer Ehe beigetragen habe. Einige äußerten die Ansicht, daß sie sich zu ausschließlich mit dem Baby beschäftigt und nicht genug um Kurt gekümmert habe, während er gerade in einen neuen und schwierigen Beruf einstieg. Helen weigerte sich jedoch, die Schuld für das Unrecht, das ihr angetan worden war, allein auf sich zu nehmen. Statt das übliche Spiel vom „armen Opfer und bösen Täter" mitzumachen, war sie weiterhin wütend auf Kurt wegen seines Verhaltens, während sie gleichzeitig seine Beweggründe zu verstehen suchte. Schließlich schlug Kurt eine Paartherapie vor und kümmerte sich selbst darum, daß sie zustandekam.

Helens Ritual, das darin bestand, ihre Frauengruppe an der Klärung der Situation zu beteiligen, erlaubte ihr, an ihrem Zorn als Energiequelle festzuhalten und gleichzeitig nach ihrem Anteil an dem Konflikt zu fragen. Damit war natürlich erst der Anfang zum Verständnis und zur Lösung der Krise des Paares gemacht, aber ich freute mich, zwei Menschen zu sehen, die aus eigener Kraft dem üblichen Opfer-Täter-Schema entronnen waren. Immer dann, wenn eine Ehekrise wie bei Helen und Kurt (wo durch die Geburt des ersten Kindes aus der Dyade eine Triade geworden war) den Eindruck eines Übergangsstadiums auf mich macht und ich einen Partner als potentielles Opfer erkennen kann, fällt mir Helens „Ritual zur Wiederherstellung des Gleichgewichts" ein, durch das ein destruktives Komplementärverhältnis in ein heilsames Symmetriemuster verwandelt wurde. Ich schlage dann ähnliche Rituale vor, um dem potentiellen „Opfer" dabei zu helfen, sich in eine bessere Position zu bringen, ohne zu diesem Zweck beim potentiellen „Täter" Schuldgefühle wecken zu müssen. Das Ergebnis beim treulosen Partner ist meistens Verwunderung und Neugier, während der betrogene Partner Gelegenheit zu einer eigenständigen Definition der Krise erhält.

Entschuldigungs- und Versöhnungsrituale

Es gibt zwischen zwei Menschen keine tödlicheren Geheimnisse um Schuld und vermeintliche Unschuld als diejenigen, bei denen es nie zu einer Aussprache und Versöhnung kommt und mit denen die Partner statt dessen die Seiten ihrer jeweiligen Tagebücher, der wirklichen wie der sinnbildlichen, füllen. Je tabuisierter und unaussprechlicher die jeweiligen Schuldkonten sind, um so dramatischer sind ihre Auswirkungen auf eine Beziehung. Im folgenden skizziere ich ein weiteres Beispiel dafür, wie Therapeuten auf Grund der Signale, die sie von ihren Patienten bekommen, Eröffnungs- und Versöhnungsrituale entwerfen können, mit deren Hilfe alte Rechnungen von Schuld und Scham beglichen werden.

Arthur, ein Geschäftsmann, kam mit seiner langjährigen Frau Bruna in Therapie. Sie waren beide in den Fünfzigern. Arthur litt an Depressionen und Angstanfällen. Wie im Fall von Silvia und Frank besserte sich, unter Verhaltensaspekten betrachtet, die Beziehung der beiden nach den ersten paar Sitzungen; Arthur berichtete, er fühle sich wieder ganz wie früher. Die Atmosphäre zwischen den

Eheleuten blieb indes vergiftet, selbst wenn sie „normal" miteinander redeten. Sie ließen mich auf meine Frage wissen, daß sich
zwischen ihnen Berge von Schuld- und Zorngefühlen angesammelt
hätten, seit die Kinder aus dem Haus seien. Wie sollte ich damit
umgehen? Irgendwann fiel mir auf, daß Arthur zu jeder Sitzung ein
schwarzes Notizbuch mitbrachte und es gut sichtbar neben sich
aufs Sofa legte. Sobald die Atmosphäre gespannt war, umklam-
merte er es fest. Bruna warf in solchen Fällen nervöse Blicke auf Ar-
thurs Notizbuch, aber niemand sprach je darüber. Schließlich fragte
ich Arthur danach und erfuhr, daß er hier alle Kränkungen aufgeschrieben hatte, die ihm im Laufe der Jahre von Bruna und anderen
zugefügt worden waren. Bruna, so klagte er, hatte nie darum gebe-
ten, auch nur einen Blick hineinwerfen zu dürfen. Zur nächsten Sitzung brachte ich zwei kleine rote und zwei schwarze Notizbücher
mit. Ich gab jedem Ehepartner ein rotes und ein schwarzes Buch und
forderte sie auf, in das rote die Erinnerungen an mindestens drei positive Handlungen einzutragen, die ihnen von seiten des anderen
widerfahren waren, und ins schwarze die Erinnerungen an drei Situationen, wo ihnen der Ehepartner Unrecht getan und sie gekränkt
hatte. Die Spielregel lautete: „Auge um Auge, Zahn um Zahn": auf
jede Erinnerung im schwarzen Notizbuch sollte eine im roten kommen. Arthur wurde ermuntert, sein ursprüngliches Notizbuch zu
benutzen, um wichtige negative Vorfälle festzuhalten. Statt die
Eheleute direkt zu fragen, was sie aufgeschrieben hatten, schlug ich
ein Spiel vor, bei dem sie mir zeigen sollten, wie gut sie einander
kannten. Sie sollten beide zu erraten versuchen, worin die wichtigsten Eintragungen bestanden, die der andere gemacht hatte, ihre
Vermutungen aber nicht zu Hause äußern. In der folgenden Sitzung
mußte dann jeder Partner sagen, welche „roten und schwarzen
Punkte" nach seiner Ansicht im Notizbuch des anderen aufgeführt
waren. Natürlich verfiel jeder von ihnen ständig wieder in die Ge-
wohnheit, die Verdienste und Enttäuschungen aufzuzählen, die er
selber angehäuft hatte. Ich gab mir die Aufgabe, dafür zu sorgen, daß
Arthur zuhörte, wenn Bruna ihre Vermutungen äußerte, und umgekehrt Bruna, wenn Arthur über sie sprach. Zu ihrer Überraschung
errieten beide, welche Hauptpunkte in Sachen Verdienst und
Schuld der andere in sein geheimes Notizbuch eingetragen hatte
und welche Geschichten aus Sicht des anderen damit einhergingen.
Ich gratulierte ihnen dazu, wie genau sie einander kannten, womit

sie ja nicht zuletzt zeigten, wie sehr ihnen der andere am Herzen liege. Als nächsten Schritt im Ratespiel schlug ich die Frage vor: Was waren die kränkendsten Vorfälle aus der Vergangenheit, für die nach ihrer Meinung der Partner eine Entschuldigung haben wollte, ehe er oder sie bereit war, die Sache endgültig beizulegen? Der letzte Schritt bestand darin, daß jeder von beiden ein „Abschieds"-Ritual im Sinne einer Art von Absolution erfinden mußte, bei dem Arthur etwas tat, was Bruna wichtig war, und Bruna etwas, woran Arthur besonders lag. Sie dachten sich ein paar großartige Dinge aus und setzten sie auch in die Tat um.

Wenn in der Paartherapie ein destruktives Geheimnis auftaucht, braucht es manchmal nichts weiter als eine ernsthafte Bitte um Verzeihung, wie etwa: „Ich weiß, daß ich dir wehgetan habe, und es tut mir ehrlich leid." Gelegentlich ist etwas mehr erforderlich. Einer bietet vielleicht dem anderen ein gemeinsames Wochenende, „einfach so zum Vergnügen" an, oder schreibt einen persönlichen, ausführlichen Brief. Jedenfalls ist es wichtig, daß der Therapeut oder die Therapeutin bei der Ausarbeitung des Rituals mithilft, so daß es sich auf Handlungen, nicht auf Gefühle bezieht und die begleitende Botschaft lautet: „Du brauchst dich nicht für deine Gefühle zu entschuldigen, für dein Verhalten allerdings trägst du die Verantwortung." Das Hauptanliegen bei dieser Art von Ritual ist natürlich, daß jeder für einige Zeit „in die Schuhe des anderen schlüpft" und eine Vorstellung davon bekommt, wie man in diesen Schuhen geht.

Zusammenfassung

Ich habe eine Reihe von Erfahrungen und Ideen vorgetragen, bei denen es sowohl um konstruktive Geheimnisse geht, die zur Persönlichkeitsentwicklung beitragen, als auch um destruktive, die im Zusammenhang mit Lügen und Unrechtshandlungen stehen. In meinem klinischen Denken und Handeln neige ich dazu, eine gewisse Tendenz zum Laissez-faire, die meinem europäischen Hintergrund entstammt, mit einem respektvollen Problemlösungs-Ansatz zu verknüpfen, den ich meiner therapeutischen Ausbildung in den USA verdanke. Das bedeutet, daß ich konstruktivistisch-systemische und verhaltenstherapeutische Vorgehensweisen miteinander verbinde. Im Blick auf heimliche Schuld und heimliches Unrecht ist es mir besonders wichtig, die Bedeutung von Familiengeschichten und der ihnen entstammenden „Musik" zu erkennen, nach der offenbar den Paaren zu ihrem leidvollen Tanz aufgespielt wird. Sobald Veränderungen auf der verhaltenspraktischen Ebene die Spannungen in einer Paarbeziehung nicht entschärfen, nehme ich an, daß wir erst die Spitze des Eisbergs berührt haben und eine Kollision mit ihm droht, wenn es nicht gelingt, seine unsichtbaren Teile zu lokalisieren und zu verflüssigen. Da ich in der Therapie maßgeschneiderten Verfahrensweisen vor Allzweckmodellen den Vorzug gebe, verfüge ich über keine Einheitsmethode, um Geheimnisse zu orten und zu lüften; ich bemühe mich vielmehr jeweils um spezifische Vorgehensweisen, die ich aus den besonderen Gegebenheiten der einzelnen Paare entwickle. Am wichtigsten ist für mich die Schaffung maßgeschneiderter Übergangsrituale, mit deren Hilfe die Vergangenheit rekonstruiert und in Zukunftsmöglichkeiten verwandelt werden kann.

Durch den Verlust formaler Strukturen und Orientierungsmuster, wie ich sie im Blick auf meine Herkunftsfamilie und ihre Einbettung in Dorfgemeinschaft und Kirche beschrieben habe, sind auch viele notwendige Übergangsrituale in Sachen Geheimhaltung, Schuld und Versöhnung verloren gegangen. Als Therapeutinnen und Therapeuten müssen wir gelegentlich die Zeremonienmeister spielen und das, was in unserer Kultur fehlt, ersetzen. Denn wer die Bürde des Unrechts, der Schuld und der Angst verleugnet, ist dazu verurteilt, für immer einen Teil seiner Geschichte und damit auch einen Teil seiner selbst einzubüßen.

Literaturhinweise

Elias, Norbert (1976): Über den Prozeß der Zivilisation. Frankfurt a. M.

Hellinger, B.: Schuld und Unschuld aus systemischer Sicht. In: Systema 1/1991, S. 19–38.

Hildenbrand, B.: Aus der Redaktion. In: System Familie, Forschung und Therapie. Heidelberg 1990, S. 195.

Imber-Black, Evan/Roberts, Janine/Whiting, Richard A. (Hrsg.) (1993): Rituale in Familien und Familientherapie. Heidelberg

Lorenzer, A.: Intimität im Zeitalter der instrumentellen Vernunft. In: Buchholz, M. B. (Hrsg.) (1989): Intimität: Über die Veränderung des Privaten. Weinheim/Basel

O'Neill, Eugene (1989): Der Eismann kommt. Reinbek, S. 117 ff.

Pittman, F. S. (1987): Turning points: Treating families in transition and crises. W. W. Norton, New Yok

Prokop, Ulrike: Lebensentwürfe im Deutschen Bildungsbürgertum 1750–1770: Zur Geschichte der Geschlechterkultur. Frankfurt 1987 (Habilitationsschrift)

Rubin, Lilian Breslow (1983): Intimate Strangers: Men and Women together. Harper & Row, New York

Sennett, Richard (1986): Verfall und Ende des öffentlichen Lebens. Frankfurt a. M.

Sichtermann, Barbara (1982): Vorsicht Kind. Berlin

Welter-Enderlin, R.: Skelette im Keller und Schätze auf dem Dachboden: Familientherapiegeschichte(n). In: System Familie, Forschung und Therapie 4/1990, S. 196–205.

Woolf, Virginia (1981): Ein Zimmer für sich allein. Frankfurt a. M.

Ziehe, T. (1989): Tyrannei der Selbstsuche. In: Buchholz, M. B. (Hrsg.): Intimität: Über die Veränderung des Privaten. Weinheim/Basel

Kapitel 9

Romantische Liebe oder Partnerschaft?
Wie gesellschaftliche Übergangskrisen das Liebesleben des einzelnen Paares mitgestalten

Schwanengesang auf die heterosexuelle Lust?

Immer öfter wird in den Medien eine dramatische Lustkrise, ja gar das Verschwinden der Heterosexualität beklagt. Dieser Schwanengesang auf die Lust wird belegt mit Zahlen zur Frage, wie oft bestimmte Paare in einem Kalenderjahr sexuelle Beziehungen hatten. Was die befragten Paare außerdem miteinander tun, ob sie miteinander reden und zärtlich sind, ob sie Kinder haben, wie und wo sie leben und arbeiten, scheint nicht der Rede wert. Auch einige Psychologen (Zeitschrift Intra, 1996) stimmen in die Klage ein und frischen den alten biologistischen Dualismus der Geschlechter auf. Sie schreiben Männern die kulturellen „Mythen" und das körperliche Begehren und Frauen die psychische Dimension der Liebe als naturgegeben zu. Implizit werden damit Frauen, welche sich nicht auf diese Dimension reduzieren lassen, für das Verschwinden der heterosexuellen Lust verantwortlich gemacht. Im Frühjahr 1996 sagte mir der Moderator einer professionellen Diskussion zum angeblichen Lusttief zwischen Frauen und Männern, daß immer mehr Männer das Gefühl hätten, von selbstsicheren „dominanten" Frauen an den Rand gedrängt zu werden. Ihm selber gehe es auch so. Daß mit derartigen Entwicklungen Romantik und sexuelles Begehren verschwinden, sei eine traurige Folge der Frauenbewegung. Natürlich höre ich ähnliche Begründungen für das Verschwinden der Lust in meiner paartherapeutischen Praxis. Ein paar Beispiele dazu:

Paar A., Jürg 52, Susanne 43, sind seit 17 Jahren verheiratet und haben drei Kinder im mittleren Schulalter. Jürg ist ein erfolgreicher Geschäftsmann, Susanne war bis vor einigen Jahren begeisterte Familienfrau. Beide haben das ihrer Herkunft entsprechende Ideal der Rollenteilung in einen Innen- und einen Außenbereich übernommen und mehr und mehr in getrennten Welten gelebt. Ihre persönlichen und ihre sexuellen Beziehungen schliefen dabei ein, ohne daß sie je darüber redeten. In die Therapie kamen sie, weil Susanne sich kürzlich in den etwas jüngeren Musiklehrer ihrer Tochter verliebt hat und bei sich eine Lebenslust und Eigenständigkeit entdeckte, die sie einer formalisierten Ehe geopfert hatte. Jürg, der scheinbar kühle, sachliche Mann, ist darüber völlig außer sich und macht „die Frauenbewegung" für das Verhalten seiner Frau verantwortlich.

Paar B., Monika (68) und Hans (71) sind seit 44 Jahren verheiratet und haben drei erwachsene Kinder. Ein Sohn, der fürchtet, seine Mutter könnte sich umbringen, nachdem sie eine Reihe von Affären ihres Mannes über eine Spanne von 20 Jahren entdeckt hat, meldet das Paar zur Therapie an. Monika erzählt, daß Hans, als er anfangs 50 war, an Erektionsstörungen litt und ihr erklärte, mit Zärtlichkeit und Sex sei es nun zu Ende. Als sie mit ihm darüber reden wollte, habe er sich zur Wand gedreht. Sie selber habe vermutet, sie sei nach der Lebensmitte wohl unattraktiv geworden für ihn und habe ihn deshalb mit weiteren Fragen verschont. Hans erzählt hingegen, daß Monika, als die Kinder aus dem Haus waren, sich durch ihre wieder aufgenommene Berufstätigkeit und ihre neue Selbstsicherheit so von ihm weg entwickelt habe, daß er Bestätigung und sexuelle Lust nur noch in Außenbeziehungen mit jüngeren Frauen fand.

Paar C., Anna und Mathias, beide 32 , beide mit einer Ausbildung in Physiotherapie, leben seit neun Jahren unverheiratet zusammen. Mathias hat sich vor drei Jahren als Physiotherapeut selbständig gemacht, genau zu der Zeit, als Anna ihren gemeinsamen Sohn gebar. Da seine Praxis sofort überfüllt war, hilft Anna dort seit Kräften mit, während eine Tagesmutter das Kind versorgt. Seit der Geburt hätten sie kaum mehr miteinander geschlafen, erzählen die beiden im ersten Paargespräch, und die Gehässigkeiten zwischen ihnen nähmen beängstigend zu. Die Verbindung von Familien- und Berufsarbeit sei für Anna wichtig, erzählt sie, seit sie aber Mutter sei, fühle sie sich von Mathias nicht mehr begehrt. Mathias: „Ich traue mich schon lange nicht mehr, Anna zu begehren, weil sie sich von Anfang an so sehr auf unseren Sohn eingelassen hat, daß ich das Gefühl habe, als Mann gar keinen Platz mehr zu haben. Inzwischen habe ich auch keine Lust mehr auf sie. Ihre Allmachtsansprüche an die Rolle der Supermutter und Super-Geschäftsfrau widern mich an."

Eine Frage bei jedem dieser Paare war: Lassen sich romantische Liebe und Leidenschaft überhaupt vereinbaren mit einer Alltagsbeziehung von Frauen, die an Gleichberechtigung orientiert sind, mit Männern, die damit noch schwer zurechtkommen? Oder tötet die Eigenständigkeit der „neuen" Frauen bzw. ihre Entwicklung zu mehr Ich-Nähe tatsächlich die Lust?

Sozialwissenschaftlerinnen stellen den Schwanengesang auf die angeblich verlorene Heterosexualität nüchtern in den historischen und sozialen Kontext. Sie verweisen auf einen tiefgreifenden Wandel in unseren Köpfen bezüglich der Geschlechtervorstellungen im Rahmen fast unveränderter gesellschaftlicher Verhältnisse, welche überdies seit einigen Jahren von konservativen Bewegungen geprägt sind. In der zitierten Nummer der Zeitschrift Intra stellen Eva Zeltner Tobler und Margarete Mitscherlich den gegenwärtigen politischen Backlash und das Gejammer über die verlorene Heterosexualität nüchtern in einen historischen Kontext. „Die Männer müssen schlicht und einfach verzichten lernen – zu Gunsten der Frauen", meint Zeltner Tobler. Und: „Der Mann weiß, daß er in der Urexistenz von der Frau abhängig ist und rächt sich dafür", schreibt Mitscherlich. Es ist wohl kein Zufall, daß dieser Tage vorwiegend Männer das Thema der verlorenen Lust definieren und den sogenannten Geschlechterkampf (ausgelöst durch „bewegte Frauen") dafür verantwortlich machen.

Interessant finde ich, zu lesen, daß eine ganze Nation, Japan, im Lusttief sei. Aus der Tagespresse erfahre ich gleichzeitig, daß es sich bei Japans verlorenem Paradies um weit mehr als um die verlorene Lust zwischen den Geschlechtern handle. Es gehe viel umfassender um einen gesellschaftlichen Wertezerfall und eine Sinnkrise am Ende des bisher als selbstverständlich betrachteten wirtschaftlichen Wachstums und des Glaubens an die innere Sicherheit der Insel. Wenn eine ganze Nation ernüchtert wird wie zur Zeit Japan, wieso sollten sich diese Erfahrungen eigentlich nicht auch in Liebe und Sexualität einzelner Paare niederschlagen? Offenbar, so denke ich, können Schwierigkeiten von heterosexuellen und vermutlich auch von gleichgeschlechtlichen Paaren mit Lust und Liebe nicht getrennt werden von den allgemeinen gesellschaftlichen Ereignissen und vom Geist einer Epoche.

Wenn also der Verlust romantischer Leidenschaft beklagt und lautstark auf die „natürlichen" Unterschiede der Geschlechter zurückverwiesen wird, sollten wir trocken fragen: Von welchen persönlichen Annahmen und Erfahrungen gehen sie aus? Von welchen Frauen und Männern reden sie, wo leben diese, und in welchen Verhältnissen? Die Idee, daß romantische Lust nicht bloß im Bett, sondern in einem sozialen und historischen Kontext stattfindet, ist darum meine erste These. Je hartnäckiger Medienleute sich in den sogenannten Lustkomplex festbeißen, desto weiter weg rückt der ganz gewöhnliche Alltag von Paaren. Sexualität als psychologischer oder biologischer „Sonderfall" lenkt jedoch bequem von den Forderungen unbequemer Frauen und von den veränderten Wertvorstellungen am Ende des 20. Jahrhunderts ab. Die hochgelobte sexuelle Revolution, welche seit bald drei Jahrzehnten die westliche Welt von ihren Verklemmungen zu erlösen verspricht, hat sich leider als unvollständige, zum Teil gar als die das Gegenteil bewirkende Anstrengung erwiesen. Diese Revolution ging nämlich von der Vorstellung aus, daß technisch einwandfreie öffentliche Bebilderung und Versprachlichung das Problem der von Freud definierten kulturellen Triebunterdrückung für immer löse. Wer munter von vögeln und bumsen redet und auch exakt zu fragen traut, wie ein Mensch zum Beispiel am liebsten onaniert, erscheint als wunderbar befreit. So jedenfalls lautet die Annahme einer ganzen Generation mit ihrem Zwang zur Selbstdarstellung, die davon ausgeht, daß das fleißige Reden über Gefühle und über Sexualität diese auch direkt hervorbringe. Wie wir wissen, ist das ein Trugschluß. Sexuelle Lust und emotionale Intimität sind offensichtlich nicht dasselbe wie das fleißige Reden darüber.

Gesellschaftliche Widersprüche durch romantische Liebesideale verschleiert

Daraus folgt meine weitere These: daß nämlich das modische Zelebrieren der verlorenen Lust und die gleichzeitige Wiederbelebung der Theorie angeborener psycho-biologischer Geschlechtsunterschiede auf gesellschaftlichen Widersprüchen beruht, die durch die sexuelle Revolution nicht erhellt, sondern eher verschleiert wurden. Der systemisch orientierte Psychotherapeut und Sexualforscher Clement (1994) nennt diese Verschleierung „die große Metaerzählung von Triebentfaltung und Triebunterdrückung". Ich will hier nur zwei ihrer Widersprüche skizzieren.

Widerspruch 1: Die auf Freud basierende *Repressionshypothese*, an welche die sexuelle Befreiungsbewegung der 68er anschließt, besagt, daß Sexualität im wesentlichen als unterdrückte zu verstehen sei, die befreit werden müsse. Im Gegensatz dazu vertritt Foucault

(1978) die Idee, daß genau diese Repression, das ständige Verbieten und das Tuscheln über das Verbotene, Lust erst recht hervorbringe. Oder anders, daß das Private und Geheimnisvolle der Sexualität (im Rahmen verhandelbarer Alltagsverhältnisse) Menschen emanzipiere und nicht umgekehrt. Foucaults These könnte belegen, warum die von der „sexuellen Revolution" geforderte Veröffentlichung des Verbotenen, dieses zwanghafte Reden, Benennen und Bebildern, in die Binsen ging und jetzt im Gejammer über den Lustverlust neu belebt wird. Der Sozialwissenschaftler Richard Sennett hat bereits 1986 in seinem Buch über die Tyrannei der Intimität diese Entwicklung angekündigt.

Der Widerspruch 2: bezieht sich auf die Erfahrung, daß auch die von zeitgenössischen Psychoanalytikern (Morgenthaler, 1984) progressiv gemeinte Unterscheidung zwischen dem „Sexuellen als Trieb" und der „Sexualität als zwischenmenschlicher Kontaktnahme" die asymmetrischen politischen und sozialen Skripts von Frauen und Männern ausklammert. Der therapeutische Fokus auf Sexualität *per se*, z. B. in technizistischen Sexualtherapien, ohne Berücksichtigung der jeweiligen biologischen und sozialen Rahmenbedingungen, ist übrigens in unserer Therapieausbildung ein regelmäßiges Thema. Wir gehen davon aus, daß nur Menschen, die gute eigene Wurzeln haben, welche durch ihre Lebensbedingungen genährt werden, sich lustvoll und angstfrei in die regressive Verschmelzung mit einem Partner oder einer Partnerin einlassen können.

Quintessenz der zitierten Widersprüche ist, daß einerseits von Therapeuten und Klienten grenzenlose Forderungen an Liebe als Passion hochgehalten werden, und daß andererseits Beziehungen, welche auf der Autonomie beider Geschlechter basieren, auch bei gutem Willen nicht leicht herzustellen sind. Mit diesen Widersprüchen sowie mit der Frage, wie jüngere und ältere Paare damit im Alltag umgehen, will ich mich im folgenden beschäftigen. Wie die beiden zitierten Psychologinnen gehe ich davon aus, daß unsere Wünsche, Mythen und Ideologien verankert sind in einer sozialen Wirklichkeit, und daß das Persönliche immer auch das Politische ist.

Die radikalen gesellschaftlichen und wirtschaftlichen Übergangskrisen in Verbindung mit dem politischen Backlash, den wir gegenwärtig im Westen erleben, rahmen psychosexuelle Skripts und Lebensformen von Individuen und Paaren. Allerdings berührt der soziale Wandel nicht jedes Milieu gleichermaßen, wie die Soziologen Burkart & Kohli (1992) in einer Untersuchung von Angehörigen von vier Regionen Deutschlands aufzeigen. Ich will dennoch sehr allgemein skizzieren, wie sich dieser Wandel am Ende des 20. Jahrhunderts manifestiert. Es scheint, daß das Ende des radikalen Individualismus naht. Bereits wird als Gegenbewegung der aus den USA kommende Kommunitarismus eingeläutet. Offenbar sollen die sogenannt „Wir-losen Ichs" wieder ersetzt werden durch den Mythos eines „Ich-losen Wir", wie es vor dem Aufschwung der Konsumgesellschaft Ende der 50er Jahre als zentraler Wert galt. Die Frage ist nur: Wer soll als „Ich-loses Wir" den zu Recht geforderten Gemeinsinn vertreten, und wer das Naturreservat von Liebe und Familie betreuen, wenn nicht die Frauen? Biologistisch orientierte Forschung, von Medienleuten hungrig aufgenommen, kommt nämlich zum Ergebnis, daß die Emanzipation der Frauen leider „wider die Evolution" sei. Karl Grammer (1993, S. 451): „Die Biologie hat leider die gesellschaftlichen Errungenschaften der Emanzipation still und leise schachmatt gesetzt."

Es kann aber auch sein, daß reflektierende Menschen in der westlichen Gesellschaft sich der Konflikte zwischen gemeinschaftlichen Bedürfnissen und auf die Spitze getriebenen individualistischen Lebensformen einfach bewußter werden. Und daß wir erkennen, daß das „Projekt Moderne" mitsamt seiner Illusion der Machbarkeit von Glück und Lust durch richtige Technik und richtiges Reden einem neuen Verhältnis zwischen Menschen und zwischen Mensch und Umwelt Platz machen muß. Ich bin hoffnungsvoll, daß dem so ist. Auch wenn die Abwendung von der Euphorie der Machbarkeit von Glück nicht bedeutet, daß wir sie rasch mit neuen Entwürfen bzw. altem Wein in neuen Schläuchen ersetzen, bin ich von den menschlichen Gestaltungsmöglichkeiten innerhalb deutlich gewordener Grenzen überzeugt.

Die unvollendete soziale Revolution im Verhältnis von Frau und Mann

Ich möchte nun als Illustration dafür, wie Wandel in den Köpfen, aber noch kaum in der sozialen Welt von Arbeit und Familien stattgefunden hat, ein Beispiel aus meiner Praxis der Organisationsberatung erzählen. Anschließend will ich mir Gedanken machen zu unseren kulturellen Mythen romantischer Liebe, die partnerschaftliche Liebesbeziehungen behindern. Zum Schluß werde ich an konkreten Erfahrungen aufzeigen, wie reale Paare mittels Versuch und Irrtum eine Balance finden zwischen persönlicher Autonomie und romantischer Verschmelzung.

Ein Beispiel zu den *sozialen Widersprüchen* der letzten Jahrzehnte: Kürzlich habe ich einen Führungskurs mit Kaderleuten einer großen Unternehmung geleitet, zwölf Männer und zwei Frauen – wie es auf dieser Stufe der Hierarchie die Regel ist, wo Frauen nur noch als Spurenelemente vorkommen. Von den zwölf Männern, alle zwischen 1942 und 1952 geboren, sind sieben geschieden und sechs wieder verheiratet. Die zwei Kaderfrauen, beide um die 40, leben in offenen Zweierbeziehungen und sagen, sie hätten die Kinderfrage zugunsten der Berufslaufbahn längst entscheiden müssen; beides zusammen gehe nicht. Die meisten der geschiedenen Männer erzählen, wie sie dank des Wirtschaftsbooms aus kleinbürgerlichem Mief aufsteigen konnten. Durch die 68er Wende seien sie zu sexueller Experimentierfreudigkeit befreit worden, an der allerdings, so meinen sie, ihre Ehen zerbrachen. Es war von der Unzufriedenheit ihrer ersten Frauen die Rede, die sich nach der Geburt von Kindern von ihnen emotional im Stich gelassen fühlten und sich schließlich weigerten, ihnen emotional und sexuell zur Verfügung zu stehen, um ihre Arbeitskraft regenerieren zu helfen. Einige Männer erzählten von ihrem Groll darüber, daß sie daheim als „Gefühlsbehinderte" bezeichnet wurden, während sie im Betrieb offene Kommunikation einübten und durch ihre beruflichen Anstrengungen der Familie einen komfortablen Rahmen boten. Es scheint, daß neben persönlichen mehrere zeitgeist-bedingte Aspekte zum Scheitern dieser Ehen beigetragen haben:

1) Der Traum der 68er von der gleichberechtigten Liebespartnerschaft als Alternative zu den kleinbürgerlichen Milieus, denen sie entstammten, mit ihrer scharf getrennten Frauen- und Männerwelt, wurde diesen Paaren zum Alptraum. Die von der Postmoderne versprochene Wahlfreiheit in Verbindung mit verbesserter Frauenbildung scheiterte an den Zwängen der Arbeitswelt und eines Gemeinwesens, das Familien mit Kindern nach wie vor ohne Unterstützung im Regen stehen läßt.

2) Ein weiterer Aspekt des Scheiterns kann in der sogenannten

unvollständigen sozialen Revolution im Verhältnis der Geschlechter gesehen werden, wie Arlie Hochschild und Anne Machung (1990) den 48-Stundentag berufstätiger Familienfrauen beschreiben. Einerseits ist diese Revolution dadurch geschehen, daß tatsächlich immer mehr Familienfrauen dank besserer Bildung teilzeitlich oder voll berufstätig sein können und in Zeiten zunehmender Arbeitslosigkeit ihrer Männer sogar müssen. Unvollständig blieb die Revolution, weil die alten, sozial konstruierten Ideen von Männlichkeit und Weiblichkeit unter dem Anspruch der Gleichwertigkeit der Geschlechter kräftig weiter leben. Sie zeigen sich darin, daß auch voll berufstätige Mütter über 80 Prozent der Familienarbeit leisten, während ihre Männer oft sagen, sie hätten diesem progressiven Arrangement bereits zuviel von ihrer Männlichkeit geopfert. Dazu die Autorinnen (S. 309):

„Das Schlimmste, was Frauen erleiden, die einen doppelten Arbeitstag bewältigen müssen, ist nicht etwa ihre Überlastung oder Erschöpfung. Das ist nur der äußerlich faßbare Preis. Viel schlimmer für sie ist, daß sie sich nicht den Luxus leisten können, ihre Männer uneingeschränkt zu lieben."

Der Preis, den beide Partner für diese Situation bezahlten, führte bei vier von sieben der erwähnten Kaderleute dazu, daß ihre Frauen sie verließen. Drei Männer wollten eine Scheidung, weil sie sich in jüngere, eigenständige Frauen verliebten, die bereit waren, auf Kinder zu verzichten. Ihren emotionalen Preis zahlen diese Männer seither durch die Distanz zu ihren Kindern, berichten sie.

Die Situation der zwei 40jährigen Kaderfrauen im Kurs wird von beiden ähnlich beschrieben. Zwar sei ihnen der Ausstieg aus traditionalen Milieus gelungen, und sie würden ihre Liebesbeziehung genau so mitbestimmen wie ihre Partner. Aber sie erzählen auch von der Ambivalenz und Ungewißheit, die sie aufgrund von fehlender Verbindlichkeit erleben. „Sich täglich neu fragen zu müssen, ob ich mit ihm lebe, weil ich glücklich bin oder einfach, weil ich Angst habe vor dem Alleinsein, ist auch nicht das Gelbe vom Ei", erzählt mir eine der beiden. Und schließlich berichten beide, wie sehr ihnen das Gespenst der sogenannten Kastrationsangst ihrer Partner vor selbstsicheren und erfolgreichen Frauen im Genick sitze. Sicherer sei darum, daß sie sich in der Liebe am Bild passiven Geschehenlassens orientieren, statt Ich-nahe und kräftig ihr eigenes Begehren deutlich zu machen, höre ich von Frauen in ähnlicher Lage.

Zwar ist die eigenständige und sexuell aktive Frau gefragt, aber zu selbstsicher und fordernd darf sie auf keinen Fall sein. Daß eine ähnliche Erfahrung in Arbeitswelt und Politik reproduziert wird, wo starke Frauen rasch einmal als männlich-aggressiv disqualifiziert werden, hilft ihrer Sache nicht.

3) Einen weiteren Aspekt des Scheiterns dieser modernen Paarbeziehungen sehe ich darin, daß diese Generation zwar gelernt hat, im Geschäft offen zu kommunizieren, d.h. die „Dinge auf den Tisch zu legen", im privaten Rahmen jedoch kaum eine Beziehungssprache entwickelt hat. Einerseits gibt es diesen hohen Anspruch an die Darstellung der „wirklich echten Gefühle und des wirklich wahren Selbst", zu dem die Pop-Psychologie wesentlich beigetragen hat. Andererseits klaffen auch hier Widersprüche zwischen Anspruch und Wirklichkeit. Was im Geschäft als offene Kommunikation gilt, wird daheim nicht selten von *ihm* als „Frauengeschwätz" und von *ihr* als seine emotionale Verweigerung mittels Rückzug auf Sachargumente oder Schweigen beschrieben. „Wo bist du eigentlich mit deinen Gedanken", fragt sie, und er antwortet: „Nirgends". Das alte Muster scheint also auch in modernen Beziehungsformen zu leben: *Sie* besetzt mittels Beziehungssprache die Emotionen, und *er* will von ihr zuerst die körperliche Bestätigung, daß er als Mann und Geliebter begehrenswert ist, bevor er reden mag. Wenn Kinder kommen, brechen oft nicht nur die äußeren, sondern auch die inneren Welten auseinander. Die Frau verliebt sich in die Kinder, der Mann in die Arbeit und vielleicht, wie einige der erwähnten Kaderleute, in eine jüngere Kollegin.

Das alles bedeutet, daß der Übergang von alten, starren Konstruktionen von Weiblichkeit und Männlichkeit hin zu *flüssigen Beziehungsformen* unvollständig gelungen ist – sowohl in Arbeitswelt und Politik als auch in den davon abhängigen Paarbeziehungen. Die Ehen der Männer im Kaderkurs scheiterten nicht an mangelnder Liebe, sondern an der Unvereinbarkeit der ersehnten partnerschaftlichen Liebesehe mit den fast unveränderten Rahmenbedingungen.

Kulturelle Mythen steuern die Asymmetrie im
Tanz der Geschlechter

Ich möchte nun einige Gedanken zu unseren *kulturell* bedingten romantischen Liebesmythen anfügen, welche die äußere Asymmetrie im Tanz der Geschlechter von innen her festigen. Der bürgerlich-patriarchale Mythos der Unvereinbarkeit von Leidenschaft und Ehe ist tief verankert in Literatur, Film und Theater und der täglichen Soap Opera. Hören wir dazu den Literaturwissenschaftler Peter von Matt (1989):

„Wenn eine Liebe, die sich unabhängig von der Ehe entfaltet hat, in die Ehe überführt wird, dann ist dies nicht so sehr ein Vorgang physiologischer Art, der die Leidenschaft mit kaltem Wasser übergießt und der Langeweile die Türen öffnet, sondern es ist ein Vorgang, in dem eine bewegliche, aus sich selbst gesteuerte Beziehungsstruktur mit einer festen, vorgegebenen Einrichtung kollidiert."

Von Matts Buchtitel heißt deshalb „Liebesverrat", weil in der westlichen Kultur romantische Liebe als „Ekstase der Leidenschaft" nur in einer verbotenen Beziehung möglich sei. Die europäische Literatur wäre ohne Ehebruch nicht denkbar, meint er, und zitiert Denis de Rougemont (S. 71): „Was wären alle unsere Literaturen ohne den Ehebruch?"

Der romantische Mythos stellt also eheliche Liebe gegen Liebe als Passion, und eheliche erotische Langeweile gegen außereheliche Verliebtheit mit wechselnden Partnerinnen und Partnern. Die Selbstverständlichkeit, mit welcher der 71jährige Klient in meinem zweiten Fallbeispiel die Empörung seiner Frau über seine zahlreichen geheimen Außenbeziehungen beantwortete, die erst nach seiner Pensionierung zur Sprache kamen, resümierte er im Spruch: *Der Kavalier genießt und schweigt* ... Woraus besteht denn dieses romantische Liebesideal, das übrigens von der gleichaltrigen Frau des Kavaliers jahrzehntelang fraglos mitgetragen wurde? Romantische Liebe, in Kunst und Literatur des 18. Jahrhunderts gefeiert, aber immer nur von wenigen gelebt, wurde durch die neoromantischen 68er wieder entdeckt. Das Ideal bezieht sich auf die Notwendigkeit spannungsvoller *Unterschiede* im Verhältnis der Geschlechter, die jedoch in der Gemütlichkeit einer Ehe versickern, besonders, wenn eine Frau Mutter werde. Diese Unterschiede können scheinbar nur in Oben-Unten-Verhältnissen gelebt werden: reicher Mann, armes Mädchen, erfahrener Mann, unerfahrene Frau; Macht gegen Ohnmacht. Die durch solche Asymmetrie erzeugte erotische Spannung führe, so der Mythos, auf ihrem Höhepunkt zur ekstatischen sexuellen Verschmelzung, immer wieder neu. Eine verbindlich-egalitäre Beziehung domestiziere die Liebe; erotische Spannung brauche Heimlichkeit und Fremdheit. Daß Frau und Mann als Menschen auch *ähnliche* Bedürfnisse haben, wird mit dem romantischen Mythos negiert.

Das Bild der patriarchalen Romanze – der Mann erlöst die Frau, indem er sie begehrt und zu sich emporhebt, die Frau erlöst den Mann, indem sie ihn emotional versorgt – ist also tief verankert in unseren kulturellen Mythen. Schon als kleine Kinder erfahren wir, wie der Prinz das Aschenbrödel aus seinem Elend erlöst und zur Königin macht, und wie ein anderer Prinz das Dornröschen aus dem Tiefschlaf weckt und zu erwachsener Sexualität führt. Männliches Begehren und weibliche Hingabe sind der Kern erregender Filme und Novellen, die unsere romantischen Vorstellungen beflügeln. Zur Hingabe der Frau gehört, als heimliche Machtquelle, ihr Wissen, daß der begehrende Mann im tiefsten von ihrer Zustimmung und von ihrer emotionalen Versorgung abhängig ist. Das Märchen von der Frau, die auszog, ihren Mann zu erlösen oder das von den sieben Raben, bei dem Schwesterchen seine Brüder erlöst, entwirft die andere Seite der Asymmetrie im Verhältnis der Geschlechter: die Frau klug und unabhängig, der Mann innerlich schwach und von ihr abhängig. Viele Männer, die solche patriarchalen Romanzen mit-konstruieren, berichten von ihrer Angst, von der Frau „gar nichts" zu bekommen, wenn sie nicht immer wieder selber die sexuelle Initiative ergriffen. Ihre Partnerinnen erzählen, daß genau diese Obsession des Mannes, mit der er seinen Wert über ihre sexuelle Bereitschaft definiere, sie in die Flucht treibe. Ein Teufelskreis, der übrigens nicht selten in Gewalt umschlägt.

Kürzlich traf ich bei einer Radiosendung zum Thema Liebe die 83jährige Eva, die uns von zwei Ehen und einer langen Beziehung zu einem Kapitän erzählte, und wie sie sich danach sehne, nochmals eine „richtig romantische Affäre" zu erleben. Außerhalb des Studios erwähnte sie, daß sie von zwei der drei Männer geschlagen worden sei, aber im Grunde ihres Herzens immer wußte, daß diese viel abhängiger von ihr waren als sie von ihnen. Offenbar ist diese Kehrseite der romantischen Asymmetrie, dieses versteckte weibliche

Überlegenheitsgefühl, welches auch als „List der Ohnmacht" bezeichnet wird (Honegger, 1981) ein Grund dafür, warum geschlagene Frauen so oft zu ihren Männern zurückkehren. Virginia Goldner (1992) verbindet diese weibliche Bereitschaft, sich über den Blick des von ihr abhängigen Mannes auf sich selbst zu definieren, mit den fehlenden Insignien der Macht, welche die Tochter von ihrer Mutter nicht bekommen konnte.[1]

Unterscheidung von Mythos und Alltag

Müssen wir also, um uns als Frauen und Männer in partnerschaftlichen Beziehungen selbst treu zu bleiben, grundsätzlich nein sagen zu den beschriebenen romantischen Mythen und Phantasien? Auf dem Höhepunkt der feministischen Wende war das ein Gebot. Ich erinnere mich an eine 30jährige Frau, die anfangs der 70er Jahre in meine Praxis in den USA kam mit dem Auftrag, ich solle ihr mittels systematischer Desensibilisierung helfen, ihre als „sexistisch" bezeichneten erotischen Phantasien von zupackendem männlichem Begehren und eigenem Begehrtwerden abzutrainieren. Obwohl ich die von ihr gewünschte verhaltenstherapeutische Methode kannte, hatte ich keine Ahnung, was in ihrem Fall zu tun sei. Auch paßte das Anliegen der jungen Frau kaum zu meiner eigenen Erfahrung, daß erotische Phantasien von Dominanz und Unterwerfung die Intimsphäre von Paaren wunderbar beflügeln, solange sie spielerisch verhandelt und gelebt werden. Die Amerikanerin Nancy Friday hat in einer Untersuchung über die heimlichen Phantasien von Frauen und Männern gezeigt, wie oft diese gekoppelt sind mit asymmetrischen Mythen: bei Frauen die Sehnsucht, sexuell vom Mann „genommen" zu werden, bei Männern der Wunsch, von der

---

[1] Die Erfahrung, als Vatertochter die eigene Ohnmacht dadurch zu überwinden, daß sie ihm dient, ist unter erfolgreichen Familien- und Berufsfrauen verbreitet. In Politik und Arbeitswelt wimmelt es, wie ich feststelle, von solchen Vatertöchtern, welche die kläglichen 2 Prozent der weiblichen Führungspositionen besetzen, indem sie einem Chef dienen und damit den romantischen Mythos verfestigen. Solange Frauen nur als Spurenelemente in den oberen Rängen der Männerdomänen vorkommen, wird wohl dieses Muster aufrechterhalten bleiben.

Frau selbstsicher „verführt" zu werden. Wenn solche Mythen als Spielmöglichkeiten die Intimsphäre beflügeln und nicht als Begründung dafür herangezogen werden, daß *sie* nach der Arbeit zu den Kindern schaut und kocht, während *er* auf dem Sofa die Zeitung liest, oder daß *er* alleine verantwortlich ist für Häufigkeit und Gestaltung der Sexualität, finde ich sie wunderbar. An diesem romantischen Beziehungsvertrag jedoch, wenn er fraglos vom sexuellen Spiel auf den Alltag übertragen wird, zerbrechen sowohl Ehen als auch offene Paarbeziehungen. Wie machen es denn jene, die weder wegrennen noch in ehelichem Mief versinken?

Skripte partnerschaftlich-romantischer Paarbeziehungen

Ich bin überzeugt, daß Romantik und Partnerschaft zusammengehören als gleichwertige Seiten eines Ganzen, also nicht die eine gegen die andere ausgespielt werden kann. Daß eine solche Kombination allerdings nicht ohne Versuche und Irrtümer im Leben eines Paares möglich ist, dürfte inzwischen klar geworden sein. Und dennoch ist das Wunder möglich gegen alle gesellschaftlichen Einschränkungen: mit Mut zum Experimentieren, mit Humor und offenen Gesprächen mit Paaren in ähnlicher Lage oder auch mit einer Paarberatung, die nicht im Psychologischen stecken bleibt. Ich beziehe meine Ideen zu gelungenen Skripts aus meiner Befragung von 36 Paaren aus unterschiedlichen Milieus und Generationen, die einmal bei mir in Therapie waren, (Welter-Enderlin, 1992) sowie aus meiner Alltagspraxis und meinem eigenen Leben. Zum Schluss dieses Kapitels will ich vier wesentliche Aspekte partnerschaftlich-romantischer Skripts aufzeigen:

1. Intimität und Sinnlichkeit

In unserer Umgangssprache wird Intimität gleichgesetzt mit Sexualität. Bei den befragten partnerschaftlich-romantischen Paaren ist sie jedoch ein Grundgefühl, das weit über ihre Sexualität hinausgeht. Intimität in diesem umfassenden Sinn bedeutet „erkennen und erkannt zu werden". Tatsächlich gehört zur Intimität das fortlaufende Gespräch, aber nicht dieses narzißtische Drehen um die eigene Achse „Ich spüre, daß du spürst, daß ich spüre", sondern als Einander-Erzählen, als beständiger Dialog über Persönliches *und*

Alltägliches. Anstelle der penetranten Frage „Was fühlst du wirklich" tritt die Frage „Was bewegt dich, was mich?" Anstelle des harmoniesüchtigen „Wollen wir eher Kaffee oder Tee trinken, Urlaub am Meer oder in den Bergen machen?" tritt die Frage „Was will ich, und was willst du? Was tust du, und was tue ich?"

Der Alltag wird von den erzählenden Paaren improvisiert, nicht perfektioniert. Anstelle des perfekten Orgasmus ziehen sie handfeste Sinnlichkeit vor, die übrigens auch mit Chaos verbunden sein kann. Eine Frau erzählt mir z. B., daß sie es wahnsinnig sexy finde, wenn ihr Mann einen ganzen Tag lang die Kinder übernimmt und am Abend mit ihnen zusammen eine exotische Mahlzeit zubereitet, die oft kaum eßbar sei, während sie ins Hallenbad und zur Massage geht und nachher im Bett liest. Ein Mann berichtet, daß er seine Frau ungeheuer attraktiv finde, wenn sie an einer politischen Versammlung mit vor Empörung roten Wangen und blitzenden Augen Stellung nehme zu einem heißen Thema. Ein anderer Mann erzählt, wie lustvoll es für ihn sei, wenn seine Partnerin ihn vom unabgeräumten Eßtisch weg ins Bett locke, und wie sie miteinander am folgenden Morgen in Erinnerung an ihr „Vorspiel" die eingetrockneten Gläser und Teller waschen.

2. Offene Türen im Haus der Liebe

Ausnahmslos alle Frauen und Männer, die von ihrer Lust im Rahmen von Partnerschaft erzählen, berichten, daß sie sich selbstverständlich mit Dingen befassen, die nicht nur unmittelbar sie selber betreffen, sondern über den Rahmen der Privatsphäre hinausgehen. Das bedeutet, daß der Zusammenhang zwischen Persönlichem und Politischem ihnen durch Versuche und Irrtümer und manchmal auch durch eine Paartherapie bewußt geworden ist. Nur wenigen Paaren waren diese Zusammenhänge und die Widersprüche zwischen Vision und Wirklichkeit schon bei der Partnerwahl bewußt. Erst als z. B. die ersehnte Verbindung von Berufstätigkeit und Familie für Frau und Mann unerreichbar schien, also erst in Krisen sind viele von ihnen dazu erwacht. Durch den Schock nach der Geburt von Kindern zum Beispiel, als ihre Welten auseinanderzuklaffen drohten, suchten Paare nach Erklärungen für ihr Elend, die nicht bloß in der individuellen Psyche angelegt waren. Ich habe viele von ihnen in solchen Übergangskrisen begleitet und sie ermutigt, ihre persönlichen Erfahrungen in ihren biographischen und den historischen Kontext zu stellen, statt sich bloß gegenseitig zu beschuldigen. Fragen nach der Verteilung der Familienarbeit, nach dem Umgang mit Geld und eigenen Räumen, nach der Balance zwischen Berufsarbeit und Zeit füreinander, gehören darum wesentlich zu einer Paartherapie. Wie tröstlich eine solche Perspektivenerweiterung für Paare sein kann und wie anregend, im Rahmen der Arbeitswelt und der Wohngemeinde vielleicht kleine, aber bedeutsame Änderungen durchzusetzen (zum Beispiel familienexterne Kinderbetreuung), dazu ließen sich viele Beispiele anführen.

3. Wiedereinführung des Zeitaspekts

Wichtig für alle Befragten ist ihnen ein in Worte gefaßter gemeinsamer Lebensentwurf geworden, bei dem nicht alles aufs Mal kombiniert werden muß (Beruf, persönliche Autonomie und Familie), sondern wo in Phasen gedacht und verhandelt wird. Daß dazu auch Verzichte gehören, also einmal er und einmal sie zurücksteckt, und daß manchmal die individuellen oder die gemeinsamen Konsumansprüche modifiziert werden, gehört zu solchen Entwürfen.

4. Sexualität und eigene Räume

Die wichtigste Erfahrung aller, die mir erzählten, bezieht sich auf das, was Virginia Woolf als eigenen Raum beschrieb. Je differenzierter das jeweilige Selbst ist, je sicherer jedes der beiden seine Autonomie beansprucht, desto leidenschaftlicher ihr Zupacken- und Loslassen-Können, desto lebendiger ihre Sexualität. Die Herausforderung für Paare besteht also darin, daß sie ihre Freundschaft und Leidenschaft nicht in der Familie verschwimmen lassen, wo leicht ihre Sexualität durch das Inzesttabu blockiert wird. Weil viele moderne Paare in der eigenen Biographie keine anderen Modelle hatten als eine gemütliche, leidenschaftslose Ehe oder aber kalte Distanz zwischen Vater und Mutter, gilt es zu experimentieren, immer wieder. Ich-Nähe, die durch die Entwicklung außerfamilialer Räume und auch durch gelegentliche physische Trennung entstehen kann, ist vor allem für Frauen, aber auch für einige Männer, noch immer ein Tabu, das zu überwinden nicht leicht fällt.

Ich will nichts beschönigen. Aus der eigenen Erfahrung weiß ich, daß es kein ideales Programm für die Vereinbarung von romantischer Lust und egalitärer Partnerschaft gibt. Ein gewisses Durchwursteln beim fortwährenden Anpacken dieses universellen Dilemmas gehört dazu. Nicht alle Menschen haben die gleichen Möglichkeiten, sich genügend Raum für sich selber im Rahmen des gemeinschaftlichen Wirs zu nehmen. Manche Paare finden eine solch gelassene Verbindung von Freundschaft und Lust denn auch erst, wenn die Kinder das Nest verlassen haben. Aber ohne die Vision, daß solche Entwicklungen innerhalb der beschriebenen Grenzen möglich sind, müßte ich meine Praxis schließen.

Literaturhinweise

Zeitschrift INTRA, Jg. 6, Heft 23 (1996)

Clement, U. (1994): Sexuelle Skripte. In: Familiendynamik Heft 3/Juli 94, Klett-Cotta, Stuttgart

Foucault, M. (1978): Sexualität und Wahrheit. Suhrkamp, Frankfurt

Sennett, R. (1986): Verfall und Ende des öffentlichen Lebens. Die Tyrannei der Intimität. Fischer, Frankfurt a. M.

Morgenthaler, F. (1984): Sexualität und Psychoanalyse. In: M. Dannecker und V. Sigusch (HG.) Sexualtheorie und Sexualpolitik. Enke, Stuttgart

Burkart, G. und Kohli, M. (1992): Liebe, Ehe, Elternschaft. Piper, München

Grammer, K. (1993): Signale der Liebe. Hoffmann und Campe, Hamburg

Hochschild, A. und Machung, A. (1990): Der 48 Stundentag. Zsolnay, Wien/Darmstadt

von Matt, P. (1989): Liebesverrat. Hanser, München/Wien

Honegger, C. und Heintz, B. (Hrsg.) (1981): Listen der Ohnmacht. Zur Sozialgeschichte weiblicher Widerstandsformen. Suhrkamp, Frankfurt

Goldner, V., Penn, P., Sheinberg, M., Walker, G. (1992): Liebe und Gewalt: geschlechtsspezifische Paradoxe in instabilen Beziehungen. In: Balanceakte. Rücker-Embden-Jonasch, J./Ebbecke-Nohlen (Hrsg.). Carl Auer, Heidelberg

Welter-Enderlin, R. (1992): Paare – Leidenschaft und lange Weile. Piper, München

Kapitel 10

Tragödie oder Chance?
Systemische Betrachtung von Trennung und Scheidung

Die Trennung oder Scheidung von Paaren ist ein tabubesetztes Thema. Einerseits können wir nicht anders als zur Kenntnis nehmen, daß die Zahl der Scheidungen wächst: Ein Viertel bis ein Drittel aller Ehen in westlichen Industrieländern werden aufgelöst – in Gegenden wie Kalifornien sind es fast 50 Prozent.

Und trotzdem ist das Thema – auch für die in Paar- und Familienberatung Tätigen – mit zwiespältigen Gefühlen verbunden. Schuld, Versagen, Zorn wechseln ab mit Erleichterung, Aufatmen, Hoffnung ... Viele sind als Begleiterinnen und Begleiter von Paaren und Familien im Prozeß der Auflösung besonders verletzbar. Als sogenannte Eltern-Kinder haben Helfer oft schon früh gelernt, zwischen zwei Polen zu vermitteln, sich überverantwortlich zu fühlen für die Herstellung des Friedens: Rollen, denen sowohl die Phantasie von Allmacht als auch die Hilflosigkeit, Trennung nicht verhindern zu können, innewohnt. Wenn zur persönlichen Verletzbarkeit, die bei allem Wissen und allem Bewußtsein bleibt, noch die Erwartung der Trägerschaft einer Beratungsstelle oder der überweisenden Instanzen kommt, daß Paare vor dem Auseinandergehen bewahrt werden müssen, wird es besonders schwierig. Denn diese persönliche Zwiespältigkeit spiegelt nicht nur die biographischen Motive der Berufswahl von Beratern, sondern auch eine gesellschaftliche Zwiespältigkeit. Einerseits wird Trennung/Scheidung trivialisiert als „Betriebsunfall" und andererseits – wie der Tod – als Tod eines Traumes ausgeklammert aus dem Alltag, eine Katastrophe, die sprachlos macht.

Wenn ich dafür plädiere, daß Scheidung keine Katastrophe sein muß, sondern eine Chance darstellen kann, so tue ich das also nicht leichtfertig. Ich bin selber zwar nicht geschieden, aber das Spannungsfeld zwischen Festhalten und Loslassen, zwischen der Sehnsucht, Wurzeln zu schlagen und der Lust am Fliegen habe ich im eigenen Leben und in meiner Beratungsarbeit in den letzten drei Jahrzehnten in aller Intensität erlebt.

Diese Erfahrung hat mir beides beschert: Verständnis dafür, daß es Jahre dauern kann, bis die längst wahrgenommenen Zeichen an der Wand ernst genommen und in Handelnn übersetzt werden sowie dafür, daß Entscheidungen erst möglich sind, wenn die Vision einer *Alternative* zum Status quo möglich ist. Doch ebenso habe ich erfahren und erfahre es noch, wie erlösend es sein kann, die Flügel auszubreiten und zu fliegen und einen scheinbar sicheren, aber ausgetrockneten Boden zu verlassen, bei allen Ängsten vor dem Risiko, die zum Fliegen gehören. So sehr ich nach wie vor bereit bin, als Beraterin unterstützende Möglichkeiten eröffnen zu helfen, damit ein Paar innerhalb der bestehenden Beziehung eine neue Balance findet zwischen seiner Sehnsucht nach Beständigkeit und der Notwendigkeit von Entwicklung, so sehr habe ich auch das Loslassen als Chance sehen gelernt.

Weit häufiger als angenommen berichten Partner mir in der Zeit ihrer Trennung, daß zwiespältige Gefühle und manchmal sogar eine innere Ablehnung des anderen schon in ihre Beziehung „eingebaut" waren, bevor diese z. B. durch Heirat verbindlich wurde, vielleicht, weil ein Kind unterwegs war. Nicht selten gab es zu jener Zeit eine andere Liebe, die unerreichbar oder unrealistisch schien. Der Taube auf dem Dach wurde der Spatz in der Hand vorgezogen, erzählt er oder sie, weil damals vielleicht ihre Sehnsucht nach Sicherheit und ihre Bereitschaft zur Anpassung an Konventionen größer war als der Mut, auf die eigene Stimme zu hören und vorläufig allein zu leben. Die meisten von uns haben leider wenig gelernt, auf das zu hören, was als innere Stimme oder, wie *David Thoreau* vor hundert Jahren schrieb, als „anderer Trommler" bezeichnet werden kann:

„Wenn ein Mensch mit seinen Gefährten nicht Schritt hält, so tut er es vielleicht deshalb nicht, weil er einen anderen Trommler hört. Laßt ihn zu der Musik schreiten, die er vernimmt, aus welcher Ferne sie auch komme und in welchem Takt auch immer."

Wenn ein Mensch also endlich zu dieser „eigenen Musik" schreitet, weiß ich aus Erfahrung, daß sein Zurückgebundenwerden auf Konventionen und Moral ihn emotional und körperlich krank machen kann. Es ist mir darum wichtig, ihn oder sie in diesem kritischen Übergang darin zu unterstützen, seiner eigenen Musik zu folgen, ohne die des anderen zu mißachten.

Und doch: Wenn dann ein konkretes Paar, eine Frau und ein Mann, bei mir im Büro sitzt, und wenn ich weiß, daß kleine Kinder da sind, so erlebe ich trotzdem immer wieder die alten Gefühle von Trauer und Zorn, daß die beiden eine Entwicklung *innerhalb* der Beziehung nicht schafften – manchmal auch nicht mit meiner Unterstützung. Wenn einer noch verzweifelt festhält, während der andere Partner bereits losgelassen hat, hilft mir nur die jahrelange Erfahrung mit den Entwicklungsmöglichkeiten von Menschen, die den Weg durch den Engpaß gegangen sind, um intensiv dabei zu bleiben und dennoch nachts schlafen zu können.

In diesem Kapitel möchte ich folgende Aspekte des vielschichtigen Themas skizzieren:
- Vorurteile und Fakten zum Thema Scheidung;
- Gründe für die Scheidungsanfälligkeit;
- Unter welchen Bedingungen kann Scheidung nicht nur eine Tragödie, sondern eine Chance bedeuten?

Vorurteile:
„Die Menschen scheiden leichtfertiger als früher, weil sie egoistisch und ohne Respekt für die Ehe sind."
Fakten:
„Die Scheidungsraten steigen: Das trifft immer noch zu für die Bundesrepublik Deutschland, die Schweiz und andere westliche Länder."

Im Vergleich sind heute mehr Menschen verheiratet als vor hundert Jahren.

Schweiz:
1880 waren auf 1000 Ehemündige 469 Menschen verheiratet,
1980 waren auf 1000 Ehemündige 671 Menschen verheiratet,
obwohl die Eheschließungen rückläufig sind. Wesentlich höherer Wohlstand und bessere Gesundheit erlauben heute viel leichter eine Eheschließung. (Erinnern Sie sich an Menschen in Ihrer Familiengeschichte, welche fünf, zehn Jahre verlobt waren, weil der Mann nicht genügend verdiente, um eine Familie zu gründen?)
Früher wurden sehr viel mehr Ehen durch den *Tod* getrennt als heute.

Schweiz:
Lebenserwartung 1840: Männer 39,6   Frauen 42,5 Jahre
Lebenserwartung 1980: Männer 73   Frauen 80,5 Jahre

Das heißt: Das Vorurteil, heute werde früher und leichtfertiger geschieden, trifft – in Relation zur Ehehäufigkeit und Ehedauer – *nicht* zu.

Das Verhältnis von Ehedauer zu Scheidungshäufigkeit ist, z. B. in der Schweiz, seit 60 Jahren konstant.

Das Vorurteil stimmt, wenn man Ehehäufigkeit (inklusive Ehen ohne Trauschein) und Lebensdauer ignoriert; Scheidungen haben rein statistisch gesehen tatsächlich zugenommen. Das Vorurteil stimmt aber nur unter dieser Voraussetzung!

Warum es so schwer ist, verheiratet zu sein und zu bleiben

Wenn wir von der alten und oft vergessenen Erkenntnis ausgehen, daß es nicht die „Fakten" sind, welche den Lauf der Ereignisse bestimmen, sondern die Haltung, die wir dazu einnehmen, ist es nötig, ein paar Gedanken zum theoretischen Standort bzw. zum Menschenbild zu skizzieren, von dem aus ich beobachte.

Meine Sichtweise ist, wie Sie aus den bisherigen Kapiteln wissen, eine konstruktivistisch-systemische. Das bedeutet, daß ich versuche, Menschen und ihre Probleme in der Vernetzung mit biologischen, psychologisch-biographischen und gesellschaftlichen Bedingungen zu verstehen statt als Summe von Persönlichkeitsmerkmalen. Die Frage, was Menschen sich aus dem machen, was die Bedingungen aus ihnen gemacht haben, ist die entscheidende. Darum ist der Traum, die Psychologie oder die Eheberatung könne eines Tages objektiv feststellen, welche Art von Persönlichkeit und welche Art von Paarkonstellation bessere oder schlechtere Chancen der Entwicklung haben, ausgeträumt.

Das sage ich leichthin, und doch erleben wir als Paar- und Familienberaterinnen und -berater, vor allem in der Psychiatrie, täglich, wie gern uns ein „Röntgenblick" zugeschrieben wird. Wir sollen analysieren und begutachten, ob eine Frau, ein Mann als Ehepartner oder Mutter oder Vater „tauglich" sei, und wir sollen erklären, warum die einen eher scheidungsanfällig und die anderen „stabil" sind. Wer naiv, machthungrig oder wissenschaftsgläubig genug ist, solche Aufträge fraglos anzunehmen, verstärkt das Dilemma zwischen Kontrolle und Hilflosigkeit und tut weder den Betroffenen noch den Auftraggebern und am wenigsten sich selber damit einen Dienst. Das Klassifizieren und Diagnostizieren, das Abpacken von Menschen in Schubladen, erlaubt zwar die Illusion von Sicherheit oder Wissenschaftlichkeit, aber Anlaß zu Wandel und Problemlösung bringt dieser Prozeß nicht. In anderen Worten: Die Wirklichkeit, wie sie von den Betroffenen beschrieben wird, kann nicht durch den „Röntgenblick" von außen, sondern nur im Dialog mit ihnen erfahren werden.

Zu meinem Menschenbild gehört auch, daß ich mich eher an Ressourcen statt an Defiziten orientiere, also mehr Lust auf „Speisekammern" in der Biographie habe und in den Geschichten und Gefühlen von Menschen danach eher suche als nach „Gerümpelkammern". Das bedeutet jedoch nicht, daß ich nicht brennend interessiert wäre an der Frage, in welcher Weise die Realität von Biographie, Schichtzugehörigkeit, Arbeits- und Wohnwelt und der Alltag des Zusammenlebens zweier Menschen zu ihrer Entwicklung oder Stagnation und Scheidungsanfälligkeit beitragen.

Zum Verstehen dessen, was zu Stagnation oder Entwicklung des Paarprozesses beiträgt, dienen mir Theorien aus der systemischen Psychologie und Soziologie, welche menschliche Entwicklung und menschliches Zusammenleben beschreiben, aber auch meine professionelle Erfahrung, mein eigenes Leben und die Probleme, die ich gelöst oder nicht gelöst habe. Paar- und Familienkonflikte sind immer auch Ausdruck von Lebensthemen, die sich in vielen Feldern zeigen und in vielen Welten abgehandelt werden müssen, aber vielleicht in keinem so intensiv wie in einer „Paarbeziehung auf Dauer". Ich möchte im folgenden kurz skizzieren, warum das so ist.

Warum ist eine Paarbeziehung qualitativ so verschieden von den meisten anderen menschlichen Beziehungen, und warum ist ihre Auflösung ein so großer Verlust, eine solch schmerzliche Erfahrung? Warum ist Scheidung mit so vielen Ambivalenzen belegt?

Antworten auf diese Fragen können sowohl von gesellschaftlichen wie von psychologischen Standpunkten aus gesucht werden. Ich beginne mit der gesellschaftlichen Bedeutung von Ehe, die in weit größerem Maße die Gefühle und die Alltagswelt von Paaren betrifft, als diese sich bewußt sind. Wenn zwei Menschen sich finden, sich plötzlich oder langsam ineinander verlieben, wenn später ein Paar oder eine Familie aus ihnen wird, ist ihnen kaum bewußt, daß neben ihren einmaligen, privaten Gefühlen auch allgemeine gesellschaftliche Vorstellungen und Zwänge ihre Möglichkeiten beeinflussen, Liebe zu fühlen und in alltägliche Wirklichkeit zu verwandeln. Anders gesagt: persönliche Sympathie und Attraktivität der beiden füreinander sind nur *ein* Teil ihrer Beziehung. Normen und soziale Strukturen, vertreten durch Herkunftsfamilien, Arbeitswelt, Kultur und Sprache, beeinflussen das Paar mindestens ebenso.

Verheiratet (oder auch ohne Trauschein) verbindlich in einer Paarbeziehung zusammenzuleben bedeutet für viele Menschen eine Möglichkeit, in der Welt zu Hause zu sein, wie es andere Möglichkeiten kaum gibt. Paar- und Familienbeziehungen werden in einer sich rasch wandelnden und zunehmend undurchschaubaren Gesellschaft häufig als *der* Mikrokosmos erlebt, welcher Orientierungshilfen für den einzelnen bietet und eine gemeinsame Definition der Welt erlaubt. In einer Wirklichkeit, in der die öffentlichen Institutionen – Arbeit, Schule, Gemeinwesen – zunehmend als „äußerst mächtige und fremde Welt dem Individuum gegenübertreten" (Berger und Kellner, 1980), ist eine verbindliche Paar- oder Familienbeziehung oft die einzige Möglichkeit, Identität und Sinn zu finden. Sie ist sozusagen der Puffer zwischen dem einzelnen und einem Universum, das in seinem inneren und äußeren Ablauf zunehmend unverständlich und unbeeinflußbar erscheint.

Der Prozeß der gemeinsamen Sinnfindung und Neudefinition von Wirklichkeit geschieht weitgehend durch das *Gespräch* von Frau und Mann. Wenn dieses Gespräch fließt, über Jahre hinweg, werden beide Partner in eine dauernde Verwandlung eintreten, die das Bild eines jeden von sich selbst, vom Partner und von der Welt immer wieder neu verändert, wo Realität sozusagen laufend neu „entworfen" wird. Gemeinsame Vorstellungen der Welt spiegeln sich dann in einer gemeinsamen Privatsprache, wie sie sich in Kosenamen und im Telegrammstil des Erzählens manifestiert. Diese gemeinsame Sprache ist ein wesentlicher Teil der Identitätsfindung eines Paares und dient der Überwindung ihrer ursprünglichen Fremdheit.

Zur Forderung nach dauernder „Verwandlung" einer Paarbeziehung als ganzheitliche Gestalt gehört aber ebenso dringend die Forderung nach *individueller* Selbstfindung. Anders gesagt: nach einer Form von Identität, welche nur zum Teil aufgehoben ist im Paar und wesentlich auch aus anderen Wurzeln gespeist wird. Genauso wie der Ablösungs- und Differenzierungsprozeß des Individuums von der Ursprungsfamilie Voraussetzung dafür war, daß zwei Einzelbiographien gemeinsam neu geschrieben werden konnten, muß auch im Lauf der Ehe ein Ablösungs- und Differenzierungsprozeß der Partner voneinander geschehen, ohne daß die gemeinsame Identität, das Wir, verlorengeht. Sinnbildlich: Das Gras der gemeinsamen Identität als Paar ist zwar auf derselben Wiese gewachsen, jedoch lagert, wenn sie es gut machen, mit der Zeit jeder Partner sein Heu in verschiedenen Scheunen.

Was ich mit diesen Überlegungen zur Bedeutung von Ehe und Paarbeziehung sagen will, betrifft dreierlei:

1. Sowohl Paarbildung und Familiengründung als auch die Auflösung der Ehe durch Scheidung werden gesellschaftlich in hohem Maße mitdefiniert. Auch wenn es dem betreffenden Paar nicht bewußt ist, sind die beiden in ihrem Entscheidungsprozeß nicht bloß von persönlichen Gefühlen der Liebe oder Ablehnung abhängig, sondern ebensosehr von der Art, wie ihr Mikrokosmos vom Makrokosmos beeinflußt wird.

2. Die Auflösung einer stabilen Paarbeziehung oder einer Ehe bedeutet somit nicht nur für die Betroffenen und ihre Kinder, sondern auch für alle an der Beziehung Beteiligten den vorläufigen Zusammenbruch einer Welt. Es geht um eine Welt, welche bei allen täglichen Auseinandersetzungen und Konflikten für Frau, Mann und Kinder *sinnstiftende* und *stabilisierende* Aspekte hatte ...

3. Ich möchte sogar einen Schritt weiter gehen und – mit den zitierten Soziologen Berger und Kellner – behaupten, daß die Scheidungsanfälligkeit, die wir beobachten, weder mit zunehmendem Egoismus noch mit einer Mißachtung der Institution Ehe zusammenhängt, sondern mit dem Gegenteil: Paare trennen sich und scheiden nicht deshalb, weil ihnen die Ehe unwichtig geworden ist, „sondern weil ihnen die Ehe *so* wichtig ist, daß sie sich nicht mit weniger als einer völlig zufriedenstellenden Übereinstimmung mit dem jeweiligen Partner begnügen wollen".

Vielleicht erklärt dieser Zugang zur Thematik besser als alle moralistischen oder psychologischen Annahmen die Heftigkeit und Zwiespältigkeit der Gefühle und Verhaltensweisen während des

Trennungs- und Scheidungsprozesses, nicht nur bei den direkt Betroffenen, sondern bei allen daran Beteiligten.

Weil die Scheidungsanfälligkeit und die Art der Scheidung in direktem Zusammenhang stehen mit der Art einer Ehe, will ich mich nun den ganz normalen Entwicklungsproblemen zuwenden, die in ihr gelöst werden müssen.

Eheprobleme sind Lebensprobleme

Ich will als erstes die psychologischen Anforderungen skizzieren, welche an Paare im Prozeß ihrer gemeinsamen Entwicklung gestellt werden, und aufzeigen, in welcher Weise dabei kritische Lebensthemen, die uns allen nicht erspart bleiben, abgehandelt werden:

1. Die Balance zwischen Festhalten und Loslassen, Beständigkeit und Verwandlung.
Hugo von Hofmannsthal zu diesem Thema:

„Es handelt sich um ein simples und ungeheures Lebensproblem: das der Treue. An dem Verlorenen festhalten, ewig beharren, bis an den Tod, oder aber leben, weitergeben, hinwegkommen, sich verwandeln, und dennoch nicht zum gedächtnislosen Tier herabsinken."

Sie ahnen es wohl: Hofmannsthal meint hier mit „Treue" nicht das, was wir landläufig darunter verstehen. Vielleicht könnte man Treue hier am ehesten als „Treue zu sich selber", zur eigenen „Musik", zur persönlichen Reifung und Autonomie, verstehen. Nur wer sich darin selber treu ist, kann auch anderen gegenüber treu sein. Aber nicht nur das Leben des Individuums, sondern auch Paar- und Familienbeziehungen müssen sich entwickeln und verwandeln, sollen sie nicht zum Gefängnis werden. Übergänge zu neuen Phasen werden jeweils eingeleitet durch innere und äußere Zeichen, die *Zeichen an der Wand*, die ich bereits erwähnt habe und die wir so leicht ignorieren oder einfach nicht sehen können. Angst vor dem Neuen bewirkt oft starres Festhalten an bisherigen Vorstellungen, an den sich selber und den dem Partner zugeschriebenen Bildern. Selten verändern Partner sich gleichzeitig. Meist wird vorerst nur der eine durch innere und äußere Ereignisse herausgefordert, mit dem Bisherigen unzufrieden zu sein, ohne daß er/sie genau weiß, was diese Ereignisse bedeuten. Schlafstörungen, die Sucht, zuviel zu essen oder zu trinken oder zu arbeiten, die Flucht in Phantasien, Depression oder plötzliche romantische Verliebtheit können solche Zeichen sein. Wenn sie nicht entziffert werden, weil der oder die Betroffene Angst hat vor ihrer Bedeutung, oder wenn der Partner/die Partnerin voll Schreck und Panik festhält am Bisherigen, entstehen oft entsetzliche Polarisierungen. Je mehr sie z. B. versucht, Flügel auszubreiten, eigene Bereiche zu entwickeln, desto mehr verfolgt und bedrängt er sie, desto mehr grenzt sie sich ab ... Je mehr er z. B. flieht in Arbeit oder Sucht, desto mehr rackert sie sich damit ab, die ganze Verantwortung für ihn und die Familie zu übernehmen, desto abhängiger wird er von der Sucht und sie von der Überverantwortlichkeit.

Nicht die Krisen, die in solchen Übergangssituationen auftreten, sind gefährlich. Gefährlich wird es dort, wo die Bedeutung der „Zeichen an der Wand" ignoriert wird, wo einer an den alten Vorstellungen festhält und der andere nicht fähig ist, mit ihm neue auszuhandeln oder einen eigenen Weg zu suchen. Ich meine, daß der Mythos der romantischen Liebe, wonach ein Paar zusammenkommt und fortan glücklich ineinander verschmolzen lebt, eine entsetzliche Form von Zwang darstellt. Er bewirkt, daß normale Übergangskrisen nicht bewältigt werden und daß eine Beziehung einfriert. Wir reden oft vom frohen Ereignis, wenn wir vom kritischen Ereignis reden müßten, und signalisieren damit, daß Krisen nicht zu solchen Übergängen gehören dürfen. Heirat, die Geburt eines Kindes, Schuleintritt, Wiederaufnahme der Arbeit durch eine Frau, berufliche Stagnation eines Mannes in der Lebensmitte, Tod der Eltern und Ablösung der Kinder, sie alle sind kritische Ereignisse, welche den Entwurf neuer Szenarien nötig machen.

2. Die Balance zwischen Geborgenheit und Autonomie, Nähe und Distanz, Wurzeln und Flügeln. In diesem Spannungsfeld leben wir alle während unseres ganzen Lebens. Unsere tiefe Sehnsucht nach Nähe und Bindung, nach gänzlichem Aufgehobensein, führt zurück an unseren Anfang. Die andere Sehnsucht, ein einmaliges Individuum zu sein, abgelöst von Vater und Mutter, abgelöst von Fesseln, gehört genauso zum Leben.

In jeder Phase der Paarentwicklung wird dieses Spannungsfeld neu belebt. Und wenn das nicht so ist, wenn ein Paar ewig in der ersten Phase der Bindung und der daraus folgenden Routine gefangen bleibt, sind manchmal Krankheit oder Tod die einzigen Möglichkeiten ihrer Befreiung.

3. *Die Machtverhältnisse.* Wir lieben es nicht, in persönlichen Beziehungen über Macht zu reden. Eine Begriffserklärung ist nötig. Ich bin der Meinung, daß jeder Mensch von Geburt an das Bedürfnis hat, Einfluß zu nehmen auf seine Welt und darin einen Unterschied auszumachen, Spuren anzulegen ... Macht ist also nichts Böses, solange sie der Abgrenzung, nicht der Unterdrückung anderer dient. Machtquellen sind jedoch oft geschlechtsspezifisch asymmetrisch in einen Innen- und einen Außenbericht verteilt, was während einer bestimmten Phase – z.B. solange die Kinder klein sind – für beide Partner stimmen mag. Später können diese ungleichen Verhältnisse zu Bitterkeit und Groll bei Frau und Mann führen. Ich werde unter dem Thema der weiblichen und männlichen Entwicklung darauf zurückkommen.

4. *Die Ablösungsproblematik.* Dieses Thema hängt eng mit der Balance zwischen Nähe und Distanz und der Verteilung von Rechten und Pflichten zwischen zwei Menschen zusammen. Es ist wohl nicht zufällig, daß die Mehrzahl der Scheidungen zwischen dem 1. und 7. Ehejahr erfolgt, d.h. zwischen dem 21. und 30. Lebensjahr. Nach meiner Erfahrung „benützen" junge Menschen eine Ehe nicht selten unbewußt dazu, sich aus der Verklammerung mit dem Elternhaus oder mit einem Elternteil zu lösen. Erfahrungsgemäß erweist sich dieser Schritt oft als Scheinablösung, wenn die Ablösung vom Partner zur Rückkehr ins Elternhaus führt ...

Aber auch in länger dauernden Beziehungen müssen Ablösungen immer wieder vollzogen werden, müssen innere und äußere Trennungen erfolgen, wenn die „gemeinsamen Wurzeln im selben Blumentopf" nicht mangels Nahrung verkümmern sollen.

Wo dieser Ablösungsprozeß stagniert, wiederholt die Paarsituation Eltern-Kind-Verhältnisse. Der Beziehungsmodus ist dann geprägt von Oben-Unten, Vater-Tochter oder Mutter-Sohn. Es sind Bedingungen, in welchen Versorgen und Versorgtwerden, Führen und Geführtwerden, aber keine wirkliche Intimität unter Gleichgestellten möglich ist. In den vorangehenden Kapiteln habe ich mich ausführlich mit dem Thema Intimität in der Verbindung mit Egalität von Liebenden befaßt.

179

5. *Das „ungelebte Leben".* Dieses Thema hat wohl damit zu tun, daß wir alle uns bei der Partnerwahl ein Bild des anderen machen, das häufig die Seiten enthält, die wir an uns selber vermissen. Dieses Bild kann Merkmale einer Vision haben, im anderen ungekannte Seiten zum Blühen bringen. Es kann aber auch eine Zuweisung sein, die nicht nur den Partner, sondern auch den Zuweisenden festlegt. „Ein Teil dessen, was die Leute in der Ehe suchen, ist ihre eigene zweite Hälfte. Jeder von uns lebt in gewisser Weise unvollständig. Einige Seiten sind überentwickelt, andere vernachlässigt ... Was uns fehlt, suchen wir in denen, die wir als Partner wählen, und bekämpfen es dann" (Kopp 1978).

Zuschreibungen oder Projektionen zwängen die Partnerin oder den Partner in ein Bild, das eine Karikatur dessen sein kann, was man sich selber nicht zu leben traut. Je einengender und konfuser unser Selbstbild ist, je stärker wir noch in der Phase der Überanpassung an oder Rebellion gegen die Eltern sind, desto eher werden die nicht gelebten Seiten dem Partner delegiert.

Jellouschek (1987) zeigt eindrücklich in *Semele, Zeus und Hera,* welche Rolle „ungelebtes Leben" in Dreiecksbeziehungen spielt. Semele, die Dritte, verkörpert darin das Prinzip der Lust, der Lebendigkeit und Farbigkeit, welche bei einem Paar verkümmern mußte, weil das Bedürfnis nach Festhalten jenes nach Aufbruch und Entwicklung behinderte. Eine außereheliche Beziehung müßte daher immer auch unter diesem Aspekt als „Zeichen an der Wand" oder Aufforderung zur Entwicklung verstanden und nicht als moralisches Versagen gewertet werden.

Aber nicht allein die persönliche Biographie und Entwicklung, sondern ebensosehr der sogenannte „Zeitgeist" erleichtert oder erschwert den skizzierten Auseinandersetzungsprozeß mit den persönlichen Lebensthemen.

Wenn der Makrokosmos Gesellschaft gezeichnet ist durch rapiden Wandel, wie wir ihn in den letzten drei Jahrzehnten erleben, muß der Mikrokosmos Ehe/Familie zwangsläufig auch davon erschüttert werden. Eine solche Erschütterung geht von dem sich ständig verändernden Ehe- und Familienvertändnis aus. Natürlich haben sich Modellvorstellungen davon über die Jahrhunderte hinweg schon immer gewandelt, aber kaum je im Tempo der Gegenwart. Das bedeutet, daß völlig verschiedene Vorstellungen von Ehe und Familie *nebeneinander* existieren. Sie liegen auf einem Spektrum, das an einem Pol Ehe als Institution versteht, welcher in erster Linie das Überleben eines Ganzen (früher: des „Hauses") sichert. Die Institution steht eindeutig über den Bedürfnissen des Individuums. Am anderen Ende des Spektrums wird Ehe als *der* Ort der Individuation, als *die* Nische der Selbstfindung gesehen. In der traditionellen Form der Ehe ist sie der übergreifenden Gesellschaft und in besonderer Weise der Institution Kirche klar untergeordnet und nicht vom privaten Glück der Partner bestimmt. Beim Modell von Ehe als Selbstverwirklichung unterscheidet genau dieses private Glück darüber, ob die Ehe Sinn hat oder nicht. Ehe ist in dieser Sicht – ideologisch, nicht faktisch – etwas absolut Privates. Im Extremfall muß dabei die Frage jeden Tag neu gestellt werden: „Bleibe ich in der Beziehung, weil ich das so will oder weil ich das aus Angst oder Anpassung bloß muß?"

Im Hinblick auf *Scheidung* bedeutet die skizzierte Vielfalt der Ehemodelle, daß die gesetzlich verankerte Möglichkeit der Ehescheidung einerseits als Befreiung erlebt wird, aber andererseits – weil die alten Modelle fraglos unter den neuen weiter existieren – nach wie vor mit Gefühlen von Versagen und Schuld gegenüber der sogenannten „heiligen Institution" Ehe gekoppelt ist. Diese Ambivalenz betrifft uns alle, ob wir uns nun als Scheidende, Alleinlebende, Verheiratete, als Beratende oder als Richter mit dem Thema auseinandersetzen. Wichtig ist mir die Feststellung, daß es keine *alleinige* Ursache gibt für die Zunahme der Scheidungen und Abnahme von Heiraten und Geburten. Wir stehen mitten in einem tiefgreifenden gesellschaftlichen Wandel, der sich bis ins persönlichste Fühlen, Denken und Handeln auswirkt.

Das Spannungsfeld zwischen alten und neuen Vorstellungen zeigt sich oft schmerzlich in bezug auf die sich ändernden Geschlechterrollen. Ich möchte die Frage, warum es Paaren so schwer fällt, einen Weg zwischen Festhalten und Loslassen zu finden, auch mit dem *Rollenwandel* in Verbindung bringen. Die Freisetzung aus traditionellen Rollenzuweisungen hat in den letzten Jahrzehnten vor allem die Frauen berührt und erst zum Teil die Männer, was sich darin zeigt, daß *die Arbeitswelt,* wo meist konservative Männer an der Macht sind, den veränderten Vorstellungen (auch von jüngeren Männern) höchstens in Ansätzen entspricht. Da die Familie aber vernetzt ist mit der Arbeitswelt, d. h. von ihr abhängig, steht auch da die Wirklichkeit oft im Widerspruch zu den veränderten Vorstellungen. Ulrich Beck (1986) nennt dazu in seinem Buch *Risikogesellschaft* einige entscheidende Faktoren:

Verbesserte Bildungschancen für Frauen stehen ihrer gleichzeitigen Benachteiligung in der Arbeitswelt gegenüber, ganz besonders, wenn Frauen Mütter werden. Im Resultat werden gebrochene Arbeitsbiographien angelegt.

Die Umstrukturierung und Rationalisierung der Hausarbeit führt zur Isolation der Frauen als Hausfrauen und disqualifiziert ihre Arbeit.

Zugleich tragen Frauen nach wie vor die Hauptlast der Familienarbeit, auch wenn sie berufstätig sein müssen oder sind. Frauen sind entweder von Doppelbelastung oder der beruflichen Disqualifizierung betroffen.

Die Diskrepanz zwischen den neuen Vorstellungen im Rahmen kaum veränderter Realitäten belastet die Frau-Mann-Beziehung erheblich. Ungleiche Machtverhältnisse herrschen vor: Frauen verfügen über psychologische, sogenannte „weiche" Macht, binden Mann und Kinder an sich, belohnen oder bestrafen durch Liebe oder durch Liebesentzug. Männer verfügen über „harte" materielle Macht; sie belohnen oder bestrafen mit materiellen Gütern oder deren Entzug. Daß ihre Machtquellen über die Familie hinausgreifen, während jene der Frauen an die Familie gebunden sind, spielt bei der Auflösung der Ehe eine bedeutende Rolle.

Männliche – weibliche Sozialisation

Warum reproduziert die Familie immer wieder die alten Vorstellungen, die alten Verhältnisse zwischen Frauen und Männern? Die Sozialwissenschaftlerinnen Chodorow und Gilligan beantworten diese Frage so: In unserer Kultur ist, wie schon in früheren Kapiteln ausgeführt, die primäre Bezugsperson für Jungen und Mädchen auch dort, wo die Mutter berufstätig ist, meistens eine Frau. Jungen und Mädchen entwickeln ihre erste Bindung an die Mutter oder eine andere Betreuerin. Sie identifizieren sich mit weiblichen Werten und Ausdrucksformen. Für die Tochter kann die Identifikation mit der Mutter während der ganzen Entwicklung weitergehen. Sie kann sich mit einem gleichgeschlechtlichen Vorbild auseinandersetzen, vermißt aber oft den Zugang zum Vater, was ihr beim Eintritt in die

Arbeitswelt nicht selten zum Verhängnis wird und dort die bestehenden ungleichen Geschlechterverhältnisse zementiert.

Um zum Mann zu werden, muß der Junge sich im Laufe seiner Entwicklung von der Mutter abgrenzen, sie zurückweisen und sich am männlichen Ideal der Autonomie orientieren, d. h. seine emotionalen Antennen einziehen. Beim Übertritt in den Kindergarten und die Schule, wo vorerst weibliche Lehrkräfte dominieren, erfolgt die Abgrenzung vom „Weiblichen" oft noch radikaler, damit der Junge dem männlichen Rollenbild – das ihm von allen Seiten auch außerhalb der Familie vermittelt wird – entspricht. Damit paßt er später nahtlos in die konventionellen Verhältnisse von Arbeitswelt und Männerbünden.

Weibliche Haltung heißt gemäß diesem Klischee: die emotionalen Antennen weit ausfahren und spüren, woher der Wind weht, und um der Erhaltung von harmonischen Beziehungen willen auf das Eigene, auf Autonomie verzichten. Männliche Haltung heißt: Autonomie und Sachverstand ist wichtiger als Bezogenheit, auch wenn der Preis dafür die Abspaltung von Gefühlen und Intuition oder ihr Delegieren an die Frauen ist. Solange Frauen also die primären Bezugspersonen für Kinder und für „das Persönliche" in Familie und Beruf bleiben, werden Männer von ihnen die emotionale und alltagspraktische Versorgung erwarten, und Frauen werden bereit sein, ihren erlernten Auftrag, das Naturreservat Ehe/Familie oder Arbeitsteam intakt zu halten, immer wieder zu erfüllen. Natürlich beschreibe ich hier leidbringende Klischees, die nicht von allen Frauen und Männern so gelebt werden.

Kein Wunder jedoch, daß bei einer Trennung oder Scheidung das Wegfallen der Nährquellen, die einer beim andern suchte, zu den größten Verletzungen gehört, die lange brauchen, bis sie heilen können. Die emotional abgekapselten, auf die Frauen als Nährende angewiesenen Männer und die emotional überengagierten, auf Männer für Sicherheit und Status bezogenen Frauen reagieren bei und nach einer Scheidung sehr deutlich *unterschiedlich*.

Eine Schweizer Studie zur Frage der Scheidungsfolgen für Frauen, Männer und Kinder zeigte, daß Frauen unmittelbar nach der Trennung und Scheidung meist sehr viel stärker als Männer mit Identitätsverlust, Depression und Existenzängsten ringen. Ihre Anfälligkeit für Krankheit ist mindestens während des ersten Jahres nach einer Scheidung wesentlich höher als bei Männern.

Männer kennen die *Panik* vor Verlust der emotionalen Versorgung durch Frau und Kinder vor allem *vor* der eigentlichen Scheidung und stabilisieren sich – vermutlich durch ihre Kontinuität im Beruf und ihre meistens rasche Wiederverheiratung – zuerst besser als die Frauen. Langfristig zeigt sich jedoch eine drastischer Umkehr: Frauen scheinen sich besser zu regenerieren (wie übrigens auch die Kinder), was sich an ihrer geringeren Krankheitsanfälligkeit einige Jahre nach der Scheidung zeigt. Männer hingegen zeigen im Schnitt eine ansteigende Rate der Krankheitsanfälligkeit und – im Vergleich zu nicht-geschiedenen Männern – eine deutlich höhere Sterberate. Was in Beratungssituationen an Einzelfällen erfahrbar ist, schlägt sich auch statistisch nieder: Den Preis dafür, daß die realen Lebensverhältnisse in weiblichen und männlichen Welten hinter den neuen Rollenvorstellungen zurückhinken, zahlen nicht allein die Frauen, sondern ebensosehr, wenn nicht drastischer, auch die Männer. Während Frauen eher über ihre Gefühle offen reden, weinen und schimpfen, scheint die emotionale Verschlossenheit vieler Männer auf die Dauer gegen sie selbst zu wirken.

Tragödie oder Chance zum Neuanfang?

Mit der Frage, was Frauen und Männer durch eine Scheidung verlieren, stellt sich auch die nach den *Chancen.* Zunächst aber erfordert noch ein anderes Problem Berücksichtigung: Was wissen wir über die *Schädlichkeit* der Scheidung für die Kinder, für Frauen und Männer?

Hierzu gibt es inzwischen zahlreiche Untersuchungen, die erwähnte aus der Schweiz, an der ich teilgenommen habe, ist eine davon. Wichtig ist bei allen Studien, nicht nur die Situation der Beteiligten unmittelbar während und nach der Scheidung, sondern auf Jahre hinaus einzubeziehen, d. h. Scheidung nicht als einmaliges kritisches Ereignis, sondern als Lebensprozeß zu verstehen.

Fazit: Es gibt *keine* glückliche Scheidung, keine Scheidung ohne Opfer. Aber eine Momentaufnahme sagt nichts über die längerfristigen Entwicklungsmöglichkeiten der Beteiligten aus. Tiefe Verunsicherung und Identitätsverlust gehören mindestens im ersten Jahr für alle dazu. Männer „arrangieren" sich, wie erwähnt, oft relativ rasch, festigen Strukturen durch ihre Arbeit und versuchen, den für sie besonders harten Verlust der Kinder zu kompensieren mit neuen Beziehungen. Der Preis dafür ist wie erwähnt: Unter Männern ist die Rate an Morbidität und Mortalität höher. Bei Frauen und Kindern verläuft der Prozeß meistens schleichender, sie sind länger unglücklich, deprimiert und krankheitsanfällig, holen aber später auf und berichten von wesentlichen Entwicklungsfortschritten.

Auffälliges Verhalten der Kinder ist nach einer Scheidung besonders oft beobachtbar. Inwieweit es daran liegt, daß die Väter fehlen, die Mütter verwirrt sind und die Kinder an sich binden oder sie vorübergehend vernachlässigen, und inwieweit die Erwartungen der Umwelt damit zu tun haben, ist schwer auszumachen. Unsere Untersuchung zeigte, daß Lehrer und Pfarrer mit Scheidungskindern durchwegs Schwierigkeiten erwarten (eine sich leider oft selbst erfüllende Prophezeiung) und diese nicht selten unterfordern. Die Regression vieler Kinder nach der Scheidung in frühere Lebensphasen ist auch so zu erklären.

Auch in diesem Zusammenhang sollte nicht einfach von „Kindern" die Rede sein. Eine amerikanische Studie (Wallerstein/Kelly) zeigt, daß Jungen nach der Scheidung häufig intensiv Kontakt suchen bei männlichen Erwachsenen, fordernd oder manchmal wehleidig, jedoch auf weibliche Bezugspersonen mit Opposition reagieren. Auch Mädchen suchen in erster Linie Kontakt bei Frauen, schließen aber Männer weniger aus. Es scheint, daß Jungen – sofern der geschiedene Vater nicht intensiv mit ihnen in Beziehung bleibt – sich oft weniger durchsetzungsfähig als ihre Kollegen entwickeln. Sie orientieren sich an der weiblichen Norm der Bezogenheit oder fühlen sich wie ihre Mutter als Opfer und werden darum nicht selten als „Softies" ausgeschlossen von ihren Mitschülern. Das kann längerfristig dennoch zu einer positiven Entwicklung führen, indem diese Jungen ihre Sensibilität mit Eigenständigkeit zu vereinbaren lernen. Manchmal jedoch kippt das frühe Ausgestoßenwerden in der Adoleszenz dann in besonders unkontrollierte Durchsetzungsweisen und Aggressivität. Das alles heißt: Wenn ein regelmäßiger Kontakt zum Vater oder zu anderen männlichen Bezugspersonen gepflegt wird, ist das eine wichtige Chance für den Buben. Es kann darum auch von Vorteil für ihn sein, wenn er z. B. in der Adoleszenz zum Vater ziehen kann, sofern er dies wünscht. Mädchen scheinen der erwähnten Studie zufolge weniger anfällig zu sein für Identitätsprobleme, wenn sie allein mit der Mutter leben, zahlen aber den Preis für ihre einseitige weibliche Bezogenheit – falls der Vater sich distanziert – als junge Erwachsene, wobei sie manchmal zu distanzlos oder zu ängstlich sind in der Beziehung zu Männern oder Schwierigkeiten haben in der Sexualität.

Während der Kindheit sind „Mutter-Töchter" insgesamt besser dran als „Mutter-Söhne", was ihre emotionale Entwicklung betrifft, wenn wie üblich die Mütter das Sorgerecht übernehmen und die Väter am Rande des Kinderalltags leben. In der Pubertät und Adoleszenz zahlen jedoch nicht nur die Buben, sondern oft auch die Mädchen den Preis für dieses Arrangement, indem es ihnen schwer fällt, sich energisch von der Mutter abzugrenzen und dennoch bezogen zu bleiben.

Die Anwesenheit von Erwachsenen *beiden* Geschlechts ist demnach für die Kinder von großer Bedeutung. Mir ist es darum sehr wichtig, in der Beratung beide Eltern so zu motivieren, daß – zugunsten der Kinder – auch die geschiedenen Väter intensiv mit ihnen verbunden bleiben.

In der Beratung von Erwachsenen, die als Kinder eine Scheidung erlebten, kommt zum Ausdruck, daß sie überwiegend die Scheidung der Eltern zwar als massiven Schock erlebten, jedoch auch Gefühle von Erleichterung über die Beendigung ihrer täglichen Gehässigkeiten oder ihres kalten Krieges erfuhren. (Die bereits mehrfach erwähnte Schweizerische Untersuchung bestätigt diesen Eindruck.) Wichtig scheint für alle zu sein, daß Scheidung der Ehepartner nicht die Scheidung der Familie bedeutete. Alle mir bekannten Studien weisen darauf hin, daß die Existenz und Nutzung eines erweiterten *sozialen Netzes* (Verwandte, Freunde, Nachbarn, Schule) der wichtigste Faktor für die Bewältigung des Scheidungsschocks ist. Dabei muß gesehen werden: Auch hier können Spannungen entstehen, wenn etwa der alleinerziehende Elternteil das Kind überfordert, was Anpassung und Schulleistungen betrifft, die Schule und die übrige Umgebung das Kind als „armes Scheidungskind" aber unterfordern. Der Dialog zwischen Alleinerziehenden und Umwelt, das offene Aussprechen ihrer und der Bedürfnisse ihrer Kinder, ist besonders wichtig.

Entscheidend ist im Prozeß der Auflösung einer Ehe und des Neubeginns als geteilte Familie natürlich die Art, wie die Ex-Partner miteinander umgehen, d.h., ob sie fähig sind, die zerrissene

Paarbeziehung von ihrer gemeinsamen, existentiellen Aufgabe als Eltern zu trennen. Dieser Prozeß braucht Zeit und hängt davon ab, ob Rituale des Abschieds und des Neuanfangs möglich sind, wie sie im Gespräch mit anderen Betroffenen (z. B. in Selbsthilfegruppen) oder auch in einer Scheidungsberatung geführt werden können. Und natürlich spielt auch die Art und Weise, wie der Scheidungsprozeß abläuft, eine entscheidende Rolle, d. h., ob eine Polarisierung und Kampfscheidung entsteht oder aber eine *Übereinkunft*, eventuell auch mit Hilfe von Mediation, möglich ist, und wie die entsprechenden Berater und Anwälte sich verhalten. Ob – auch wenn dies im geltenden Scheidungsrecht verschiedener Länder noch nicht vorgesehen ist – informell ein gemeinsames Sorgerecht vereinbart oder an der Tradition der Kinderzuteilung an die Mutter festgehalten wird, ist weniger vom Inhalt der Lösung als vom Prozeß der Vereinbarung abhängig. Wenn ein Paar eine Beziehung geführt hat, in der laufendes Aushandeln von Spielregeln möglich war, wird auch ein informelles gemeinsames Sorgerecht möglich sein. Untersuchungen aus den USA, wo das gemeinsame Sorgerecht schon längere Zeit gesetzlich verankert ist, zeigen ein eher ernüchterndes Bild: Es scheint, daß jene Paare, die fähig sind, ein gemeinsames Sorgerecht auszuhandeln und positiv zu nutzen, sich meist *nicht* scheiden lassen. Offensichtlich wird die Auseinandersetzung um die Kinder auch durch die gesetzliche Verankerung des gemeinsamen Sorgerechts nicht verhindert.

Für die Kinder ist es bei der Bewältigung der Scheidungsfolgen von größter Bedeutung zu erleben, wie die Eltern Schritt um Schritt damit umgehen und sicher zu sein, daß ihre Stimme gehört wird. Aus diesem Grunde lade ich, im Einverständnis der Eltern, auch kleinere Kinder ab und zu in die gemeinsamen Gespräche ein.

Ich möchte nun thesenartig die Möglichkeiten skizzieren, die den Erwachsenen zur Verfügung stehen, um die Scheidung nicht zur Katastrophe, sondern zum Neuanfang werden zu lassen:

1. Der Prozeß der Entflechtung sollte *schrittweise* geschehen können, eventuell in Form einer vorläufigen strukturierten Trennung, mit dem Ziel, auch dem zunächst scheidungsunwilligen Partner Zeit zur Auseinandersetzung innerhalb der Beziehung zu lassen. „Gemeinsame Scheidungsreife" ist die beste Voraussetzung für eine schrittweise Ablösung und einen Neuanfang. Sie kann am ehesten erreicht werden, wenn beide Partner – z. B. durch Freunde oder in einer Beratung – ermutigt werden, einen langen Atem zu behalten, sich Zeit zu nehmen und zu gönnen. Finanziell privilegierte Menschen, die sich diesen „Schwebezustand" über einige Zeit leisten können, ohne endgültige Regelungen zu treffen, sind hier eindeutig im Vorteil.

2. *Wut und Trauer* über das Trennende sollten nicht sofort weggesteckt, sondern auch anderen Menschen gegenüber ausgedrückt werden. Diesen Gefühlstumult allein durchzustehen, grenzt ans Übermenschliche. Was man als Laie, als Freund oder Angehöriger in dieser Situation tun kann: Menschen mit langem Atem und Geduld begleiten, sie ermutigen, die Dunkelheit so lange zu ertragen, bis sich Konturen im Tunnel zeigen, und zum Beispiel aus eigener Erfahrung erzählen, daß am Tunnelausgang eine neue Landschaft wartet. Leider brechen durch einen Scheidungsprozeß alte gemeinsame Freundschaften nicht selten auseinander, was vor allem dann unvermeidlich scheint, wenn einer der Partner sofort eine neue Beziehung ins Spiel bringt. Nach meiner Erfahrung ist es wichtig, daß Freundinnen und Freunde klare Stellung beziehen dazu, wem jetzt ihre Loyalität gehört, und sich nicht einfach schweigend zurückziehen.

3. Vor allem aber gilt nun für jeden der scheidenden Partner, für sich persönlich endlich die „Zeichen an der Wand", in Form von seinen oder ihren *unerledigten Lebensthemen,* zu erkennen. Jetzt kommt es darauf an, ob das Ereignis Scheidung als Katastrophe, Unglücksfall oder als *die* Chance gewertet wird, alte Angelegenheiten zu erledigen, wie die unabgeschlossene Ablösung vom Elternhaus mit den überholten Aufträgen oder Zuschreibungen, und die bisher dem Partner oder der Partnerin delegierten Seiten selber zu entwickeln. Damit wird schließlich ein Weiterleben auf einer neuen Reifungsstufe möglich. Auch dabei sind die Chancen größer, wenn die finanziellen Probleme, welche sich durch die Auflösung des gemeinsamen Haushaltes ergeben, fair gelöst werden bzw. wenn die Frau mit den Kindern *nicht* wesentlich absinkt im sozialen Status und wenn der Vater *nicht* bloß zum Alimentenzahler degradiert wird.

4. Das Loslassen der Paarbeziehung gelingt nach meiner Erfahrung am besten, wenn *gleichzeitig das vorläufige Festhalten an den unerledigten Themen des Paares* und die Auseinandersetzung da-

mit im geschützten Raum einer Therapie erlaubt ist. Wer den ihn verlassenden Partner oder die Partnerin aus Selbstschutz quasi „beerdigt", wie ich das manchmal erlebe, wird mit einer Hypothek belastet, für die er oder sie (und ihre Kinder) oft jahrzehntelang Zinsen bezahlen. – Wenn Menschen in kritischen Übergängen bereit sind, sich den eigenen Wurzeln zuzuwenden, statt ihre Energie in Kampf oder Flucht zu vertun, können sie mit der Zeit auch lernen, ihre Flügel auszubreiten und sich persönlich weiter zu entwickeln. Das *Wir*, das dabei oft zum erstenmal im Leben eines Menschen durch ein *Ich* ersetzt wird, bleibt zwar immer als Sehnsucht vorhanden. Aber das *Ich* birgt in sich neue Wachstumsmöglichkeiten, neue Lebendigkeit und eine Achtsamkeit für die „eigene Musik", die uns davor bewahrt, immer wieder dieselben unglücklichen Beziehungsverhältnisse herzustellen.

Literaturhinweise

Beck, Ulrich (1986): Die Risikogesellschaft. Frankfurt a.M.

Berger, Peter/Kellner, Hansfried (1980): Die Ehe und die Konstruktion der Wirklichkeit. In: Soziale Welt, 16, 220–235. Eine Abhandlung zur Mikrosoziologie des Wissens.

Bundesamt für Justiz (1980): Scheidung in der Schweiz – eine Dokumentation im Auftrag des Bundesamtes für Justiz, vom Institut für Ehe und Familie Zürich durchgeführte Untersuchung. 1980.

Jellouschek Hans (1987): Semele, Zeus und Hera. Zürich.

Kopp, Sheldon B. (1978): Triffst du Buddha unterwegs... Frankfurt a.M.

Wallerstein, Judith S./Kelly, Joan (1980): Surviving the Breakup. New York.

Beziehungskisten

Rosmarie Welter-Enderlin
Wie aus Familiengeschichten Zukunft entsteht
Neue Wege systematischer Therapie und Beratung
ISBN 3-451-26785-3
Ein spannendes Buch nicht nur für Therapeuten, sondern für alle, die in
Geschichte und in Geschichten eingeflochten sind.

Nicole Fabisch/Gerhard Zarbock
Treue ohne Reue
Die neue Lust am Leben zu zweit
Band 5512
Die Autoren machen Mut zu einer neuen Mentalität: Treue in Freund-
schaften, Partnerschaften und auch sich selbst gegenüber. Ein Buch für
Paare und für die, die auf der Suche nach ihrem Traumpartner sind.

Joachim Engl/Franz Thurmaier
Wie redest du mit mir?
Fehler und Möglichkeiten in der Paarkommunikation
Band 4887
Wie man – statt in Vorwürfen steckenzubleiben – richtig spricht und
zuhört, Gefühle und Wünsche ausdrückt, Probleme in konstruktiver
Weise löst.

Gerhard Lenz/Gisela Osterhold
Heiner Ellebracht
Erstarrte Beziehung – Heilendes Chaos
224 Seiten, Paperback
Band 4876
Die bewährte Alternative in der Paartherapie: Die systemische Therapie
ordnet und heilt – durch wohldosiertes Chaos.

HERDER

Wolf Jordan
Aus Eifersucht kann Liebe werden
Wie Partner zu neuem Vertrauen finden
Band 4776

Warum ist jemand eifersüchtig? Und wie kann sich ein Paar aus dieser
Verstrickung befreien? Wolf Jordan zeigt Wege, die zu neuem partnerschaftlichen Vertrauen führen.

Marion Weber/Richard Lawall
Glücksfall Liebe
Was Paare zusammenhält
Band 4613

Ein anschaulicher, konkreter Ratgeber, der aufzeigt, wie eine Partnerschaft dauerhaft gelingt.

Michael Vincent Miller
Wenn die Liebe Angst macht
Liebesterror und wie man ihm entgeht
Band 4612

Miller beschreibt, wie die Wege hin zu einer glücklichen Liebe und
Partnerschaft aussehen, wie es gelingen kann, sich aus dem Teufelskreis
von angstauslösendem Machtstreben zu befreien.

Paule Picard
Liebe, Zoff und Zärtlichkeit
Der kleine Beziehungsratgeber für alle Lebenslagen
Band 4545

Spannung gehört zum Leben. Wer sich liebt, darf sich auch streiten. Ein
beschwingt-charmanter Beziehungsratgeber.

Rüdiger Rogoll
Nimm mich, wie ich bin
Lieben und Lassen in der Partnerschaft
Band 4102

Rüdiger Rogoll entwirrt die komplizierten Regeln von Psychospielen in
der engen Beziehung zwischen Menschen.

HERDER